JAN THORSTEN ESSWEIN

ACHTSAMKEITS TRAINING

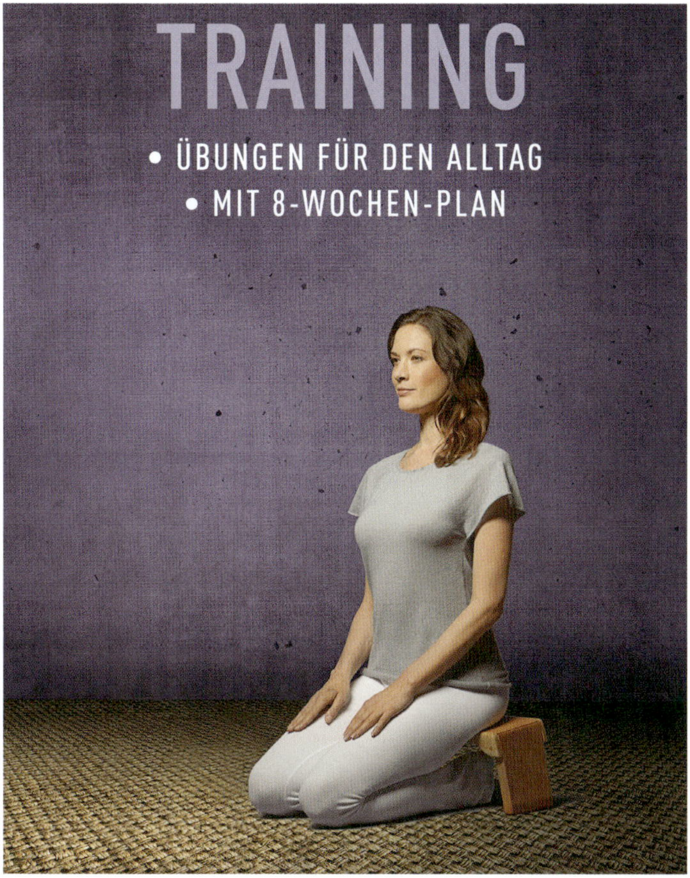

- ÜBUNGEN FÜR DEN ALLTAG
- MIT 8-WOCHEN-PLAN

Weltbild

ENTSPANNT & WACH IM HIER UND JETZT

ACHTSAMKEITSÜBUNGEN

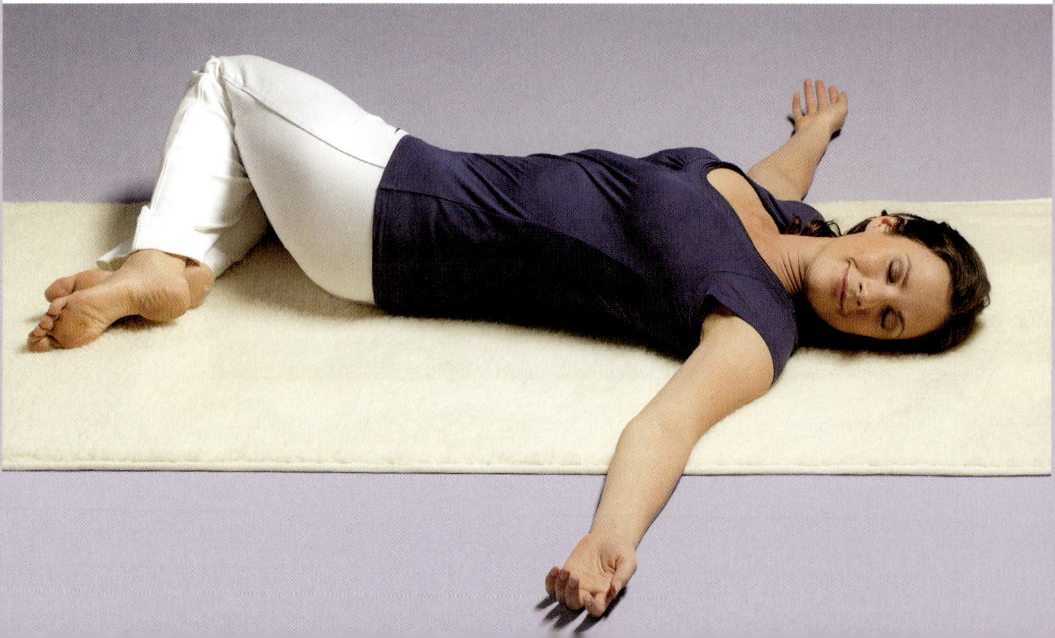

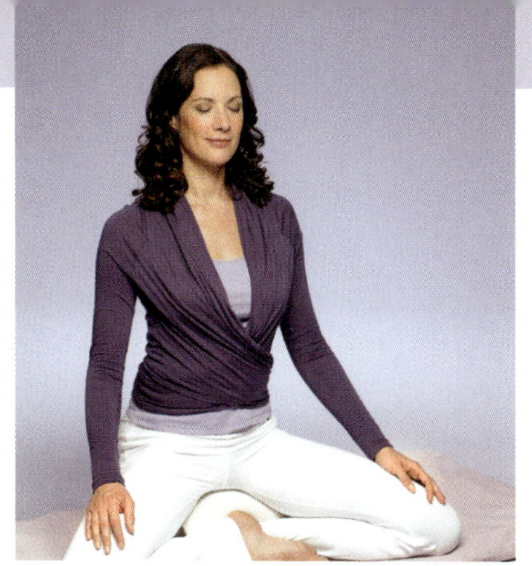

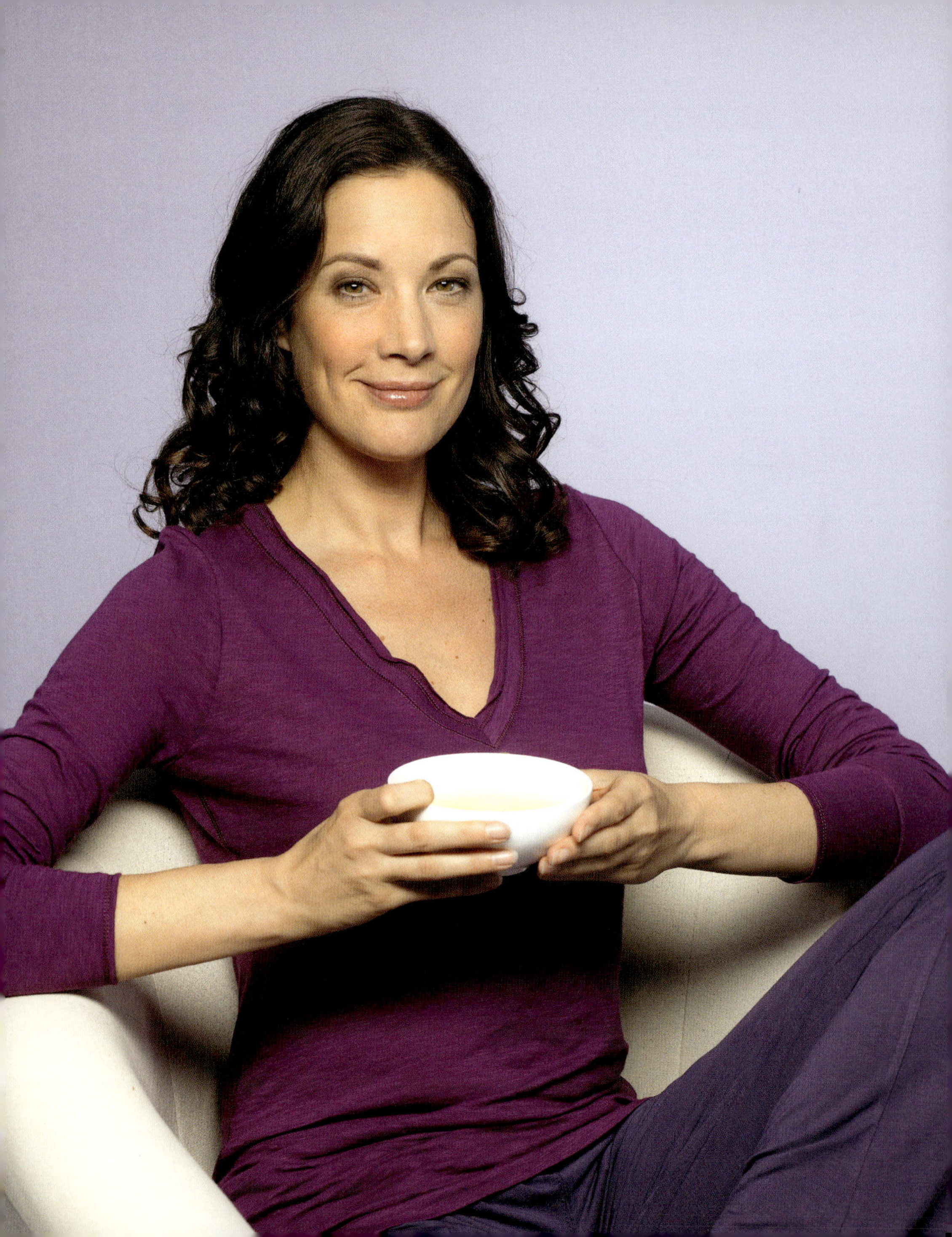

ENTSPANNT & WACH IM HIER UND JETZT

Wie ist es möglich, inmitten der vielfältigen Herausforderungen unseres Alltags die eigene Mitte nicht zu verlieren, die innere Ruhe zu bewahren? Die MBSR-Methode nutzt die Kraft der Achtsamkeit, um Stresssituationen ruhiger und gelassener meistern zu können – und so Gesundheit und Wohlbefinden zu stärken.

IN KONTAKT MIT SICH SELBST – DIE MBSR-METHODE

Unsere heutige Welt ist gekennzeichnet durch Komplexität, Informationsvielfalt und schnelle Veränderungen. Im Versuch, mit der beschleunigten Taktung des Lebens und den erhöhten Anforderungen Schritt zu halten, verlieren wir nur allzu leicht den Kontakt zu uns selbst. Deshalb wird das Thema Achtsamkeit für viele Menschen immer wichtiger.

ACHTSAMKEIT UND WISSENSCHAFT

Achtsamkeit ist eine gesteigerte Form von der Aufmerksamkeit, die wir auch für alltägliche Verrichtungen benötigen. Achtsam zu sein bedeutet, voll und ganz bei dem zu sein, was wir gerade empfinden und womit wir uns beschäftigen. Es bedeutet, mit uns selbst in Kontakt zu sein.

Unser heutiger, immer schneller werdender Lebensstil wirkt genau entgegengesetzt: Er verführt uns dazu, mehrere Dinge gleichzeitig zu tun und in Gedanken zwei Schritte im Voraus zu leben. Die Fähigkeit, sich für den gegenwärtigen Moment zu öffnen, geht dadurch mehr und mehr verloren. Dieser Zustand hinterlässt uns gestresst, hektisch und in vieler Hinsicht unzufrieden. Langfristig kann uns das sogar krank machen.

Die Übung der Achtsamkeit weckt und stärkt die heilenden und wissenden Anteile, die jeder Mensch in sich trägt. Die positiven Effekte auf die Gesundheit konnten in wissenschaftlichen Studien eindeutig nachgewiesen werden. Seit Komplementärmedizin und Psychotherapie die Achtsamkeit als gesundheitsfördernd erkannt haben, wächst auch das öffentliche Interesse daran.

Die in diesem Buch vorgestellte Methode hat der amerikanische Verhaltensmediziners Jon Kabat-Zinn entwickelt. Er nannte sie »Mindfulness Based Stress Reduction«, kurz: MBSR – zu deutsch: Stressbewältigung durch Achtsamkeit. Die wissenschaftlich untersuchte Methode zeigt einen pragmatischen, alltagstauglichen Weg, die Fähigkeit, achtsam zu sein, wieder zu erlernen. Dadurch können Sie Stress effektiv reduzieren, Ihre Gesundheit unterstützen und das eigene Leben ins Gleichgewicht bringen.

Wie Meditation und Medizin zusammenfanden

In den 1970er-Jahren arbeitete Professor Dr. Jon Kabat-Zinn als Molekularbiologe an der *University of Massachusetts Medical School* in Worcester, USA. Er hatte in Asien Erfahrungen mit der Achtsamkeitsmeditation und dem Hatha-Yoga gesammelt. Außerdem widmete er sich der damals gerade entstehenden Disziplin der Verhaltensmedizin.

Diese sieht den Menschen als ein Ganzes, in dem Körper, Geist und Umwelt einander stets beeinflussen und eine untrennbare Einheit bilden. Ein körperliches Symptom wird daher als Ausdruck eines Ungleichgewichts im psychischen und sozialen Lebensbereich des Menschen verstanden. Auch unsere persönlichen Einstellungen sowie die im Laufe des Lebens erlernten Denk- und Verhaltensmuster haben demnach einen wichtigen Anteil an unserer Gesundheit. Das Ziel der Verhaltensmedizin ist, Kenntnisse und praktische Methoden zu vermitteln, die den Einzelnen befähigen, selbst an seiner Gesundheit mitzuwirken und sie aktiv zu verbessern.

Ein sehr bewährtes Konzept

Kabat-Zinn verknüpfte die Erkenntnisse aus der Verhaltensmedizin mit seinen Meditationserfahrungen und entwickelte daraus ein achtwöchiges Kursprogramm mit dem Titel »Mindfulness Based Stress Reduction«. 1979 führte Kabat-Zinn diesen Kurs erstmals an

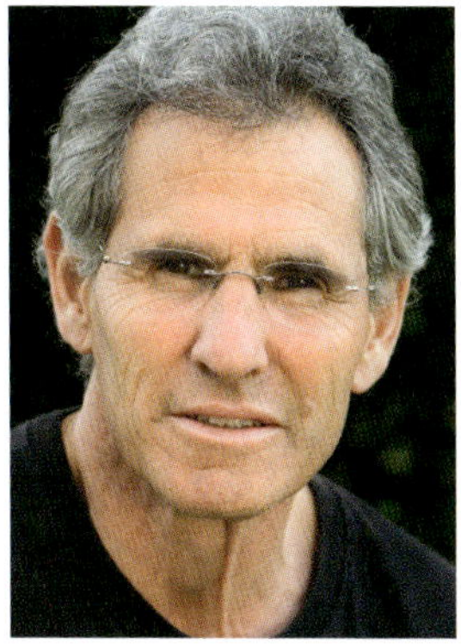

Prof. Dr. Jon Kabat-Zinn engagiert sich seit über 30 Jahren dafür, die Achtsamkeitspraxis in Medizin und Gesellschaft zu etablieren, und erhielt viele Auszeichnungen für seine Arbeit.

der *Stress Reduction Clinic* der Universität in Worcester durch. Seitdem haben dort über 18 000 Personen an dem Programm teilgenommen – darunter chronisch Kranke, Menschen mit psychosomatischen Beschwerden, aber ebenfalls viele Menschen ohne Symptome, die angesichts eines stressigen Alltags nach einem Weg suchen, ruhiger und gelassener zu leben.

Auch in der Psychotherapie spielt die Achtsamkeit eine immer größere Rolle. Viele Therapeuten erkennen ihre Wirksamkeit und integrieren sie in die Behandlung.

Das Herausragende des Verfahrens von Jon Kabat-Zinn ist der Brückenschlag zwischen jahrtausendealten meditativen Übungen zur Bewusstseinsschulung und einer modernen Medizin, die den Menschen als Ganzes sieht. Heute ist das Programm nicht nur an über 250 Kliniken in den USA etabliert, sondern wird weltweit angewendet. Auch in Deutschland gibt es psychosomatische Kliniken und eine Reihe von Lehrern, die nach dem MBSR-Konzept arbeiten (Adressen Seite 78).

GESUND SEIN – WAS BEDEUTET DAS EIGENTLICH?

Gesundheit wird aus heutiger Sicht nicht nur als die Abwesenheit von Symptomen definiert, sondern als körperliches, psychisches und soziales Wohlbefinden (laut der Weltgesundheitsorganisation WHO). Wirklich gesund zu sein, ist demnach ein hohes Ziel, das viele Ebenen unseres Menschseins mit einbezieht. Es ist wichtig, zu betonen, dass Gesundheit kein Zustand, sondern ein Prozess ist, den wir ständig beeinflussen, ob wir uns dessen bewusst sind oder nicht. Das geschieht vor allem durch unsere Gewohnheiten: wie wir mit unserem Körper und unseren Gefühlen umgehen, wie wir unsere sozialen Beziehungen leben, wie wir über uns und andere denken und wie wir das bewerten, was uns im Leben begegnet. Eben diese Gewohnheiten können durch Achtsamkeit bewusst gemacht und behutsam in gesundheitsfördernde Bahnen gelenkt werden.

HILFE BEI STRESS

Wie wir auf Stress reagieren

Seit Jahrtausenden läuft bei jedem Reiz, den wir als Bedrohung wahrnehmen, die Kampf- und Fluchtreaktion ab. In den ersten zwei Minuten nach einem Stressreiz verändern sich unzählige wichtige Faktoren im Organismus, wobei alles, was in dieser Situation nicht überlebenswichtig ist, abgeschaltet und unterdrückt wird – wie Müdigkeit, Verdauungs- und Sexualfunktionen. Im Gegenzug wird alles aktiviert, was eine kurzfristige, maximale Verfügbarkeit der Energiereserven gewährleistet und uns für Flucht oder Kampf bereit macht. Bei der sogenannten Stressreaktion steigen Herzfrequenz und Blutdruck an, die Atmung wird flach und schnell, die Muskelspannung nimmt zu, Stresshormone werden ausgeschüttet, die Wahrnehmung verengt sich zum Tunnelblick, Wachheit und Reizbarkeit nehmen zu – um nur einige wenige zu nennen. Die Reaktion bezieht sich wohlgemerkt nicht nur auf die körperliche Ebene, sondern auch unser Verhalten, Denken und Fühlen werden davon stark beeinflusst.

Diese Reaktion des Organismus ist sinnvoll, um den Kampf gegen ein wildes Tier gewinnen oder um uns schnell genug in Sicherheit bringen zu können. Früher folgte ihr also eine körperliche Höchstleistung, welche die Stressreaktion neutralisierte. Daraufhin normalisierten sich alle Körperfunktionen wieder nach kurzer Zeit.

Doch unsere Umwelt hat sich stark verändert. Lebensbedrohliche Situationen, die wir durch Kämpfen oder Weglaufen lösen müssen, sind selten geworden. Es sind neue Anforderungen entstanden, insbesondere im sozialen und beruflichen Bereich. Aber auch auf diese Reize reagiert unser Organismus mit dem alten Programm der Stressreaktion. Während sich also die Taktung von Stressreizen deutlich erhöht hat, bietet sich selten die

Möglichkeit, die angestaute Anspannung in der auslösenden Situation durch körperliche Aktionen abzubauen.
Dies führt dazu, dass sich die Stressreaktion in Körper und Psyche festsetzt und zu einem chronischen Zustand wird. Die Folgen sind Stoffwechselstörungen, Organschädigungen sowie eine reduzierte Leistungsfähigkeit des Gehirns. Sie können sich ausdrücken in einem Gefühl innerer Anspannung, Konzentrationsschwäche, Reizbarkeit, Schlafstörungen, Bluthochdruck, Muskelverspannungen, Verdauungsstörungen, Schwächung des Immunsystems und vielem mehr.

Die Entspannungsreaktion

Wenn Sie die Aufmerksamkeit nach innen lenken, auf Ihren Atem zum Beispiel, signalisiert das Ihrem Körper, in Sicherheit zu sein, und das Gegenstück zur Kampf- und Fluchtreaktion wird ausgelöst: die Entspannungsreaktion. Sie lässt die Atmung ruhiger und tiefer werden, senkt Herzfrequenz und Blutdruck, entspannt die Muskulatur, lässt uns äußerlich wie innerlich zur Ruhe kommen und versetzt den ganzen Organismus in einen Regenerationsmodus.
Mit den Achtsamkeitsübungen des MBSR-Trainings lernen Sie, diesen einerseits tief entspannten und zugleich wachen Zustand auch in Alltagssituationen herzustellen und somit ruhiger und gelassener mit den entsprechenden Anforderungen umzugehen.

Reaktionsmuster erkennen

Nicht die Tatsachen machen uns Schwierigkeiten, sondern unsere Bewertung der Tatsachen ... Unsere persönliche Stress-Lebensgeschichte und unsere inneren Einstellungen führen dazu, dass wir jede Situation auf eine bestimmte Art und Weise bewerten. Daher erlebt jeder die Stressreaktion auch individuell verschieden. Mit Achtsamkeit können Sie jene Denk- und Verhaltensmuster genauer untersuchen, die Schwierigkeiten erzeugen. Gleichzeitig können Sie neue Gewohnheiten bilden, die helfen, mit herausfordernden Situationen besser umzugehen.
Ehrlichkeit sich selbst gegenüber und das Vertrauen in die Fähigkeit, eine schwierige Situation bewältigen zu können, lässt Menschen deutlich unempfindlicher gegen Stress werden. Diese Stärken werden zweifellos wachsen, wenn Sie beginnen, Ihre Reaktionsmuster auf Stress mithilfe der Achtsamkeit zu durchleuchten, und wenn Sie lernen, in der jeweiligen Belastungssituation selbst achtsam zu sein. Wie das geht, lesen Sie im dritten Kapitel ab Seite 58.

SO WIRKT MBSR

Da die Methode seit ihrer Entstehung mithilfe von wissenschaftlichen Studien untersucht wurde, gibt es eine Reihe von Belegen für ihre Wirksamkeit. Es konnten langfristig positive Wirkungen auf chronische Schmerzzustände, Kopfschmerz und Migräne sowie bei Schlafstörungen nachgewiesen werden. Regelmäßige Achtsamkeitsübungen verbessern außerdem die Funktion des Immunsystems. Auch Angstzustände und die Rückfallquote bei Patienten mit Depressionen konnten durch ein Training in Achtsamkeitsmeditation signifikant reduziert werden. Der US-amerikanische Hirnforscher Richard Davidson untersuchte buddhistische Mönche während der Meditation. Dabei stellte er unter anderem Hirnwellen fest, die sonst nur bei kognitiven Höchstleistungen bekannt sind – und das 30-fach stärker als bei Kontrollpersonen! Weiterhin maß er eine deutlich gesteigerte Aktivität in den Hirnbereichen, die für positive Emotionen wie Liebe, Freude und Zufriedenheit zuständig sind.

Der achtwöchige Kurs

Die wirkungsvollste Form von MBSR ist der achtwöchige Kurs, der normalerweise in einer Gruppe mit 10 bis 20 Teilnehmern unter Leitung eines MBSR-Trainers durchgeführt wird. Die Gruppe trifft sich einmal wöchentlich für zwei bis drei Stunden und verbringt außerdem einen ganzen Übungstag zusammen. Bei den Treffen werden die Achtsamkeitsübungen angeleitet und der Kursleiter erklärt, wie man Achtsamkeit im Alltag anwenden kann. Zwischen den Treffen geschieht etwas sehr Wichtiges: Die Teilnehmer üben täglich zu Hause mit Anleitungs-CDs und im Alltag, um das im Kurs Gelernte zu verinnerlichen. Sich selbst täglich bewusst Zeit zu widmen ist für viele Menschen ein wichtiger Schritt, den sie vielleicht zum ersten Mal in ihrem Leben tun.

Die zentralen Elemente des MBSR-Trainings

- Der Bodyscan: Mit der Aufmerksamkeit scannen oder tasten Sie sämtliche Körperempfindungen ab.
- Die Gehmeditation: Der Prozess des Gehens wird zum Meditationsobjekt gemacht. Sie spüren dabei ganz genau die Berührung der Füße auf dem Boden.
- Achtsame Bewegungsübungen: Das sind sanfte, einfache Dehnungs- und Kräftigungsübungen aus dem Hatha-Yoga, die in Verbindung mit dem Atem ausgeführt werden.
- Sitzmeditation: Sie richten die Aufmerksamkeit auf Ihren Atem und lassen alle dabei auftretenden Gedanken immer wieder vorbeiziehen.
- Achtsamkeit im Alltag: Sie führen bestimmte alltägliche Aktivitäten mit einer Extraprise Bewusstheit aus und gewinnen dadurch mehr Ruhe und Gelassenheit.
- Reflexion der eigenen Verhaltensmuster und Etablierung hilfreicher Gewohnheiten in den Bereichen Ernährung/Essverhalten, Stresssituationen, Kommunikation, Umgang mit Schmerz, Umgang mit Emotionen.

ACHTSAMKEIT – DIE FÄHIGKEIT, BEWUSST ZU LEBEN

Achtsam zu sein bedeutet, den jeweiligen Moment bewusst und nicht urteilend wahrzunehmen mit allem, was er beinhaltet. Das ist eine sehr wichtige Fähigkeit, weil unser Leben aus nichts anderem als einer Reihe von Augenblicken besteht.

DEN GEGENWÄRTIGEN MOMENT AUSKOSTEN

Die Vergangenheit ist eine Ansammlung von mehr oder weniger verschwommenen Bildern in unseren Köpfen. Die Zukunft ist bloße Vermutung und Projektion. Wenn wir stets in Gedanken schon zwei Schritte im Voraus leben oder um Erinnerungen kreisen, verlernen wir, an dem einzigen Ort zu sein, wo wir unser Lebendigsein erfahren können: im Hier und Jetzt.

Nur in der Gegenwart können wir mit uns selbst in Kontakt kommen – mit unseren Verwundungen ebenso wie mit unserer Weisheit und mit unseren Potenzialen an Heilung und Entwicklung. Die Aufmerksamkeit auf die Gegenwart zu lenken ermöglicht es, sich als ganz lebendig zu erfahren. Dies eröffnet Quellen von Kraft und Freude, die zuvor unbemerkt und nicht zugänglich waren.

... und den Autopilot abschalten

Sie kennen wahrscheinlich auch einen Mangel an Achtsamkeit aus Ihrem Alltag. Sie fahren zum Beispiel mit dem Auto oder Fahrrad eine bekannte Strecke, und Ihnen fällt plötzlich auf, dass Sie den letzten Kilometer ganz automatisch zurückgelegt haben, ohne es wirklich zu merken. Oder Sie haben den Herd ausgeschaltet, sind sich dessen aber nicht mehr sicher, da auch diese Handlung ablief, während Sie in Gedanken mit etwas ganz anderem beschäftigt waren. Wir können diesen unbewussten Zustand den Autopilotmodus nennen.

Das geschieht natürlich nicht nur bei äußeren Vorgängen. Kennen Sie Situationen, in denen Sie automatisch in ein bestimmtes Gefühls- oder Verhaltensmuster hineinfallen? Der Moment, in dem Sie das erkennen, ist – ähnlich wie bei der erwähnten Autofahrt – ein Aufblitzen von Achtsamkeit. Durch

Übung können Sie lernen, häufiger und vor allem früher aufzuwachen und den Autopilot abzuschalten. Je früher das geschieht, desto bessere Chancen haben Sie, bewusst zu entscheiden, wie Sie handeln möchten.

Unabhängig von Kulturkreis und Religion

Viele Übungen zur Achtsamkeit stammen ursprünglich aus dem Buddhismus und werden seit über 2500 Jahren in den Klöstern Asiens praktiziert. Heute üben sich weltweit Millionen von Menschen in der Kunst des bewussten Lebens. Dies ist ein zutiefst menschliches Bedürfnis und keinesfalls an irgendeine Religion oder an einen Kulturkreis gebunden. MBSR zeigt Ihnen, wie Sie Achtsamkeit einfach und ohne Ideologie trainieren können, und lädt Sie ein, die Übungspraxis an die Anforderungen Ihres Alltags anzupassen. Nur so kann die Achtsamkeit zu einer Qualität werden, die einen festen Platz in Ihrem Leben findet. Dabei ist sie nicht als weiterer Punkt auf Ihrer Erledigungsliste zu verstehen, sondern vielmehr als das Bemühen, allen Bereichen Ihres Lebens in einer wachen und offenen Geisteshaltung zu begegnen.

Den Achtsamkeitsmuskel stärken

Achtsamkeit zu üben ist grundsätzlich vergleichbar mit dem Trainieren eines Muskels. Jedes Mal, wenn Sie die Aufmerksamkeit in den gegenwärtigen Moment zurückbringen – gegen den Widerstand der Gewohnheit, in Gedanken schon zwei Schritte weiter zu sein –, spannt sich Ihr Achtsamkeitsmuskel an. Je öfter Sie diese Übung durchführen, desto kräftiger wird Ihre Achtsamkeit und desto leichter und natürlicher wird es für Sie, zurück ins Hier und Jetzt zu kommen. Es gibt allerdings einen wesentlichen Unterschied zwischen einem Muskel und der Achtsamkeit: Für die Kräftigung eines Muskels ist es relativ unbedeutend, wie Ihre Geisteshaltung während des Trainings ist und ob Sie nebenbei sogar an etwas ganz anderes denken. Bei der Übung der Achtsamkeit sind jedoch Ihre Konzentration und Ihre innere Einstellung zur Übung ganz entscheidend.

GRUNDHALTUNGEN DER ACHTSAMKEIT

Die hier vorgestellten inneren Haltungen bilden die Grundlage der Achtsamkeitsübung. Diese zu entwickeln und zu verinnerlichen ist ein Prozess, der so lange andauern wird, wie Sie Ihre Achtsamkeit kultivieren.

1. Annehmen, was da ist

Akzeptanz ist eine wichtige Grundhaltung der Achtsamkeit. Das bedeutet, eine offene und interessierte Einstellung zu entwickeln, die bereit ist, allem ins Auge zu blicken, was

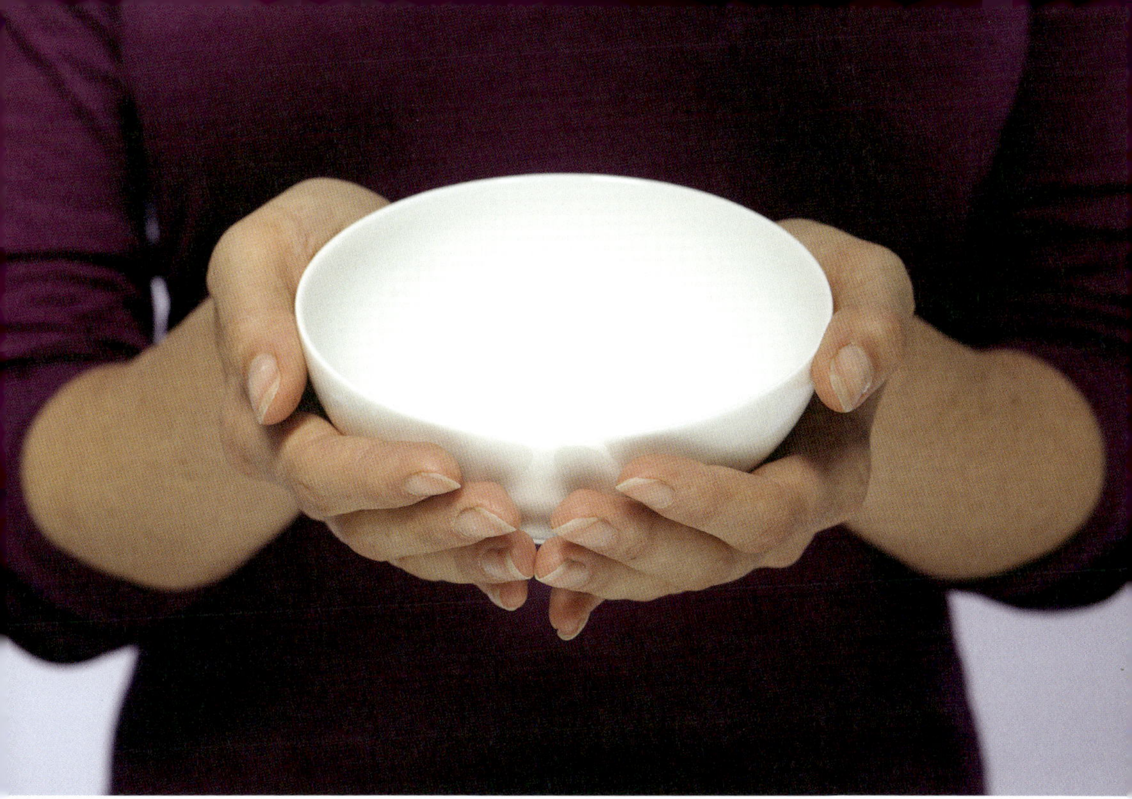

Offenheit gleicht einer leeren Schale, die alles aufnehmen kann, was der Moment mit sich bringt.

der Fluss des Lebens an Sie heranträgt. Die annehmende Haltung ermöglicht es Ihnen, den Situationen, die anders sind, als Sie es gerne hätten, und auch den eigenen Widerständen und Unvollkommenheiten bewusst zu begegnen. Gerade das, was Sie verdrängen, hat unterbewusst eine besonders starke Wirkung auf Sie. Der Akt des Abwehrens von unabänderlichen Dingen verbraucht nicht nur viel Kraft, sondern verhindert auch ein tieferes Verständnis der Sache. Erst wenn wir ein schwieriges Gefühl oder eine schwierige Gegebenheit annehmen, kann Heilung stattfinden, können sich Lösungen entwickeln.

Sich in Akzeptanz zu üben sollte allerdings nicht mit einer passiven, erduldenden Haltung verwechselt werden. Es ist selbstverständlich wichtig, zu bemerken, wenn Ihnen etwas schadet, und – falls es in Ihrer Macht steht – die Situation auch zu verändern.

2. Offen sein

Wenn Sie mit Erwartungen oder fixen Vorstellungen in die Meditation einsteigen, sind Sie nicht offen für das, was der Moment tatsächlich bringt. Die Qualität der Offenheit kann mit einer Schale verglichen werden. Sie nimmt jedes Erleben auf, egal was es ist. Unvoreingenommen und ohne etwas hinzuzufügen, bemerkt sie jede Art von Erfahrung, sei sie angenehm, unangenehm oder neutral: jede Körperempfindung, jeden Sinneseindruck, jeden Gedanken oder Geisteszustand, jede Emotion und jeden Handlungsimpuls.

3. Nicht urteilen

Sich mit anderen zu vergleichen ist eine der wirkungsvollsten Methoden, um entweder unzufrieden zu werden oder übermäßigen Stolz entstehen zu lassen. Nichtsdestotrotz vergleicht und beurteilt unser Geist ständig. Diese Gewohnheit wird dann zum Problem, wenn wir unsere Urteile so automatisch fällen, dass wir uns dessen gar nicht mehr bewusst sind und wir unsere subjektive Sicht der Dinge mit der Realität verwechseln. Sobald Sie sich einer Bewertung bewusst werden, lassen Sie sie mit einem Schmunzeln los.

4. Nichts beabsichtigen

Im Alltag arbeiten wir meistens auf ein bestimmtes Ergebnis hin. In den Achtsamkeitsübungen hingegen ist das nicht hilfreich, denn dabei geht es statt um das Denken und Handeln um das einfache Da-Sein. Sie haben sich aus guten Gründen für das Achtsamkeitstraining entschieden, doch während der Übung sind Sie eingeladen, all diese Ziele beiseite zu lassen. Je klarer Sie sich nur auf den gegenwärtigen Moment konzentrieren, desto mehr wird die Achtsamkeit ihre Wirkung in Ihrem Leben entfalten.

5. Vertrauen

Wenn Sie sich in Achtsamkeit üben, werden Sie immer besser lernen, zu erkennen, was Ihnen wirklich guttut und was nicht. Mit der Zeit wächst dadurch das Vertrauen in Ihre eigene Weisheit. Um dort hinzukommen, ist es allerdings nötig, sich auf die Übungen zunächst einmal einzulassen und sie regelmäßig anzuwenden.

6. Geduld üben

Wirkliche Veränderung braucht Zeit. Geduldig sein heißt, zu akzeptieren, dass sich die Wirkungen Ihrer Achtsamkeitspraxis in ihrem natürlichen Rhythmus entfalten. Seien Sie versichert: Jede Minute, die Sie sich in Achtsamkeit üben, ist wertvoll und wirksam.

7. Loslassen

In unseren Köpfen tragen wir vergangene Beziehungen, erlittene Kränkungen, verpasste Gelegenheiten und vieles mehr mit uns herum. Aber wer an alten Situationen und überholten Vorstellungen festhält, dem bleibt wenig Raum für die Erfahrung des gegenwärtigen Moments. Das Loslassen sollte nicht mit Verdrängen verwechselt werden. Um etwas loslassen zu können, müssen Sie es nämlich erst einmal angenommen haben.

DIE BESTEN VORAUSSETZUNGEN FÜR IHR ÜBEN SCHAFFEN

Einen ungestörten Raum und die richtige Tageszeit zu wählen bedeutet, einen fruchtbaren Boden zu schaffen, in dem der aufkeimende Samen Ihrer Achtsamkeit gut gedeihen kann. Dann brauchen Sie nur noch die CD zu starten …

RAUM & ZEIT

Die Welt kann warten

Sie werden sich nur dann den Übungen ganz hingeben und innerlich loslassen können, wenn Sie sicher wissen, dass Sie dabei nicht gestört werden. Dieser Punkt kann nicht genügend betont werden.

- Sprechen Sie deshalb mit Ihrer Familie oder den Mitbewohnern über Ihr Bedürfnis nach Ruhe und über Ihren Wunsch, für die Zeit Ihres Übens nicht gestört zu werden.
- Schalten Sie das Telefon und das Handy aus. Verlassen Sie eine Zeit lang das Getriebe. Die Welt kann warten.

Schon indem Sie diese Grenze ziehen, erschaffen Sie einen Raum, der ausschließlich Ihnen gehört – das ist ein erster wichtiger Schritt, um die Wahrnehmung auf sich selbst zu lenken. Dann kann sich der Spross Ihrer Achtsamkeit gut entwickeln.

Ein Platz, an dem Sie sich wohlfühlen

- Wählen Sie zum Üben einen Raum, der einladend wirkt und in dem Sie sich gerne aufhalten. Wenn Sie eine kleine Wohnung haben, ist natürlich auch eine frei geräumte Ecke ausreichend, die genügend Platz bietet, um ausgestreckt auf dem Rücken liegen zu können.
- Halten Sie Ihren Übungsbereich möglichst frei von Zeitschriften und anderen Dingen, die Sie ablenken könnten.
- Gehen Sie mit allen Hilfsmitteln, die Sie für Ihre Übungen brauchen, sorgfältig um. Das ist an sich schon ein Teil der Achtsamkeitsübung und wird dazu beitragen, dass Sie sich dort wohlfühlen.
- Vielleicht möchten Sie den Platz mit einer Kerze, einer Blume, einem Bild oder einem anderen Objekt verschönern, das Sie mit Ruhe und Besinnung verbinden.

Was Sie zum Üben brauchen

- Eine Unterlage in Form einer Yoga- oder Gymnastikmatte oder eines Teppichs lässt Sie nicht nur bequemer sitzen oder liegen. Sie hat darüber hinaus die Funktion, einen Bereich abzugrenzen, der ausschließlich Ihrem Üben dient. Jedes Mal, wenn Sie diesen betreten, ist das ein ganz klares Zeichen, dass nun die Achtsamkeitsübung beginnt.
- Wechseln Sie am besten aus Ihrer Alltagskleidung in etwas Bequemes. Wählen Sie lockere Kleidung, in der Sie sich wohlfühlen und in der Sie durchatmen und sich frei bewegen können.
- Beim stillen Sitzen oder Liegen kühlt der Körper leicht aus. Daher sind ein Pulli und warme Socken hilfreich sowie eine leichte Decke, die Sie bei Bedarf um den Körper legen können.
- Welche Hilfsmittel Sie für die Meditation im Sitzen brauchen, hängt davon ab, ob Sie auf dem Boden oder auf einem Stuhl meditieren möchten. Auf jeden Fall brauchen Sie für die Vorübungen zur Sitzhaltung einen Stuhl. Wenn Sie sich entschließen, auf dem Boden zu sitzen, benötigen Sie weiterhin ein entsprechendes Meditationskissen oder -bänkchen.
- Am besten positionieren Sie einen CD-Spieler beziehungsweise dessen Fernbedienung in Reichweite Ihres Übungsplatzes. So können Sie die Anleitungs-CD genau dann beginnen lassen, wenn Sie bereit und »in Startposition« sind.

BASICS IM ÜBERBLICK

- Ein ungestörter Raum
- Yoga- oder Gymnastikmatte
- Stuhl, Meditationskissen oder -bänkchen
- Eine leichte Decke
- CD-Spieler, iPod oder MP3-Player
- Eventuell Kurzzeitwecker

Praktische Tipps

- Manche Menschen üben gerne mit Kopfhörern, weil dadurch die Umgebungsgeräusche mehr in den Hintergrund treten.
- Falls Sie einmal ohne die CD oder länger als die Anleitung auf der CD üben möchten, ist es sinnvoll, einen (Kurzzeit-)Wecker zu stellen, der Sie an das Ende der geplanten Meditationszeit erinnert. Dann können Sie sich voll und ganz der Übung widmen und müssen nicht über die Zeit nachdenken.
- Ich empfehle Ihnen, zum Kauf eines Meditationssitzkissens oder -bänkchens ein Geschäft aufzusuchen, in dem Sie verschiedene Typen und Höhen ausprobieren können. Im direkten Vergleich werden Sie ein deutliches Gefühl dafür bekommen, auf welchem Modell Sie wirklich gut sitzen. Beachten Sie die Hinweise dazu ab Seite 44. Die Wahl der rich-

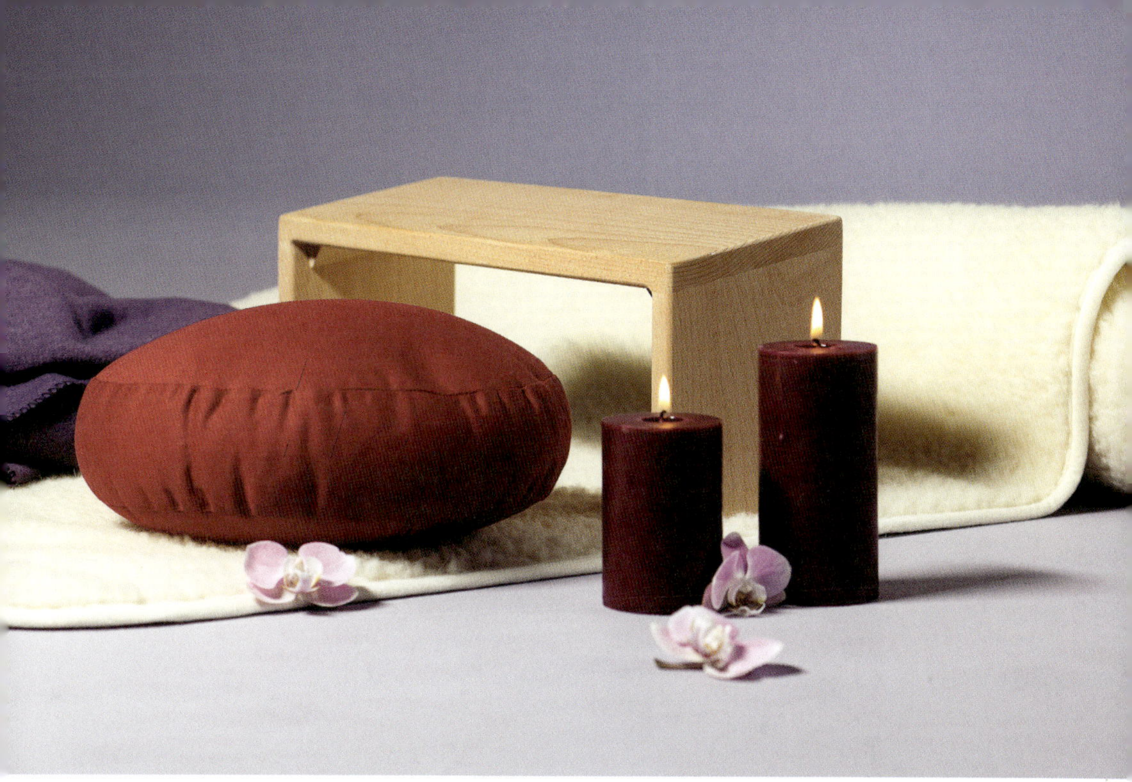

Zum Üben brauchen Sie nur wenige Dinge – und eine Atmosphäre, in der Sie sich wohl und sicher fühlen!

tigen Unterlage spielt eine wichtige Rolle dabei, ob Sie sich beim Sitzen wohlfühlen und einen Zugang zur Meditation finden.

Einen guten Zeitpunkt finden

So können Sie die Übungen einfach und gewinnbringend in Ihren Tag integrieren:

- Halten Sie idealerweise ein bis zwei Stunden Abstand zwischen einer Mahlzeit und dem Üben, dann wird es Ihnen leichter fallen, wach und konzentriert zu bleiben.
- Der Morgen ist eine günstige Zeit für die Achtsamkeitsübungen. Die Umgebung ist noch still, die Luft ist frisch und klar, und Ihr Geist ist gereinigt vom Schlaf. Wenn Sie Ihre »Achtsamkeitsbatterien« morgens aufladen, wird es Ihnen leichter fallen, gerade dann auf diese Kraft zurückzugreifen, wenn Sie es am meisten brauchen: im Trubel Ihres Alltags.
- Gehen Sie morgens nicht direkt vom Bett zu Ihren Übungen, sondern nehmen Sie sich die Zeit, um richtig wach zu werden. Duschen Sie oder aktivieren Sie sich mit achtsamer Bewegung, bevor Sie zu den stillen Übungen wie Bodyscan oder Sitzmeditation übergehen.

- Viele Übende empfinden es als hilfreich, die Übungen nach der Arbeit zu machen. Insbesondere die Körperübungen helfen dann, körperliche und emotionale Spannungen zu neutralisieren, die wir sonst in den privaten Bereich mitnehmen würden.
- Ein weiterer guter Zeitpunkt, um sich den Übungen zu widmen, ist der Abend, wenn Ruhe im Haus einkehrt. Das kann Ihnen helfen, den Tag in einem klaren, wohligen Zustand abzuschließen, und bereitet Sie auf einen tiefen und erholsamen Schlaf vor. Abends besteht allerdings auch die Tendenz, während des Übens schläfrig zu werden.
- Besonders günstig ist es, wenn Sie im Anschluss an die Achtsamkeitsübungen den wachen und entspannten Zustand noch etwas bewahren können. Versuchen Sie, dieselbe Qualität von Wachheit, die Sie in der Übung angewendet haben, auch in Ihre alltäglichen Tätigkeiten und persönlichen Kontakte einfließen zu lassen.

Finden Sie heraus, welcher Zeitpunkt Ihrem Tagesablauf und Ihren Bedürfnissen am besten entspricht, und behalten Sie diesen bei. Dadurch wird es irgendwann ganz natürlich und selbstverständlich für Sie, immer dann Ihre Übungen zu machen.

ACHTSAM ÜBEN – DIE EIGENEN GRENZEN RESPEKTIEREN

Vielleicht ist es ungewohnt für Sie, sich dieser Art von Übungen zu widmen. Doch wenn Sie sich auf dieses Experiment einlassen, werden Sie bald die klärende, ruhige Kraft der Achtsamkeit in Ihrem Leben spüren und schätzen lernen.

Speziell wenn Sie neu mit Körperübungen (Seite 28) beginnen, kann es sein, dass Sie sich steif, unsicher oder ungelenk fühlen. Das ist ein hervorragendes Zeichen! Es bedeutet, dass Sie sich auf ein neues Gebiet wagen und die Sicherheit und Begrenzungen Ihrer alten Bewegungsgewohnheiten verlassen.

Die Übungen in diesem Buch können Sie durchführen, ohne sportlich zu sein oder sich »gut bewegen« zu können. Es geht nicht darum, irgendetwas zu leisten, sondern um eine Möglichkeit, Haltung und Bewegung mit Achtsamsein zu verbinden.

Gönnen Sie es sich, die Übungen so zu machen, wie es Ihnen im Moment guttut. Sie sind eingeladen, während der Übungen sorgsam auf Ihre Belastungsgrenzen zu achten und zu spüren, wie intensiv Sie die Übung gerade ausführen möchten.

Falls Sie bei einer Übung Schmerzen verspüren, wandeln Sie die Übung so ab, wie es Ihnen guttut. Wenn das nichts hilft, lassen Sie sie weg oder fragen Sie Ihren Physiotherapeuten oder einen gut ausgebildeten Yogalehrer um Rat.

Wann Sie nicht üben sollten

Bei psychotischen Erkrankungen (wie Schizophrenie), Drogenabhängigkeit, Alkoholismus oder in einer akuten Phase schwerer Depression sollten Sie die folgenden Übungen keinesfalls ohne die professionelle Hilfe eines Psychiaters oder Psychotherapeuten einsetzen. Grundsätzlich hat sich das Achtsamkeitstraining als komplementäre Maßnahme zur Begleitung und Unterstützung psychotherapeutischer Behandlungen sehr bewährt.

ÜBEN MIT BUCH UND CD

Im folgenden Kapitel möchte ich Ihnen die zentralen Elemente des MBSR-Konzepts vorstellen. Der begrenzte Umfang dieses Buchs erlaubt es nicht, sämtliche Teile des achtwöchigen Kurses nach Prof. Jon Kabat-Zinn zu erläutern. Ich habe daher den Schwerpunkt auf jene Themen gelegt, die sich in meiner langjährigen Begleitung von Menschen, die Achtsamkeit üben, als besonders hilfreich herauskristallisiert haben. Außerdem habe ich die Dauer der einzelnen Übungen reduziert, damit sie leichter in den Tagesablauf integrierbar sind.

- Auf der CD werden alle Übungen des zweiten Kapitels ausführlich angeleitet. Im Buch gibt es jeweils eine Kurzfassung dazu. Bevor Sie mithilfe der CD zu üben beginnen, lesen Sie bitte im Buch die Hinweise, die direkt vor jeder Übung stehen.
- Die »Tipps und Variationen« lesen Sie am besten, nachdem Sie erste Erfahrungen mit der Übung gemacht haben. Dort finden Sie Antworten zu einigen Fragen, die bei dieser Übung erfahrungsgemäß auftreten. Falls Sie jedoch körperliche Einschränkungen oder Schmerzen haben, lesen Sie auch diesen Abschnitt, bevor Sie mit der Übung beginnen.
- Machen Sie sich mit der jeweiligen Grundübung gut vertraut, ehe Sie sich mit Steigerungen befassen, die im Buch unter »Für Fortgeschrittene« aufgeführt sind.
- Am Ende des Buchs können Sie sich zwischen zwei Übungsplänen von 15 bis 40 Minuten für ein achtwöchiges Programm entscheiden. Der Umfang des originalen MBSR-Programms fordert übrigens eine tägliche Übungszeit von 45 bis 60 Minuten.
- Das Ziel des Übens mit CD ist, mit der Zeit den Prozess der Meditation so zu verinnerlichen, dass Sie auch ohne Anleitung meditieren können. Nutzen Sie die CD, solange sie Ihnen hilft, aber versuchen Sie nach einer gewissen Zeit, auch allein zu üben.
- Der sogenannten formellen Achtsamkeitspraxis des zweiten Kapitels stehen die informellen Alltagsübungen aus dem dritten Kapitel ergänzend zur Seite. Diese können Sie im eigenen Rhythmus erproben oder dem im Übungsplan vorgeschlagenen Aufbau folgen.

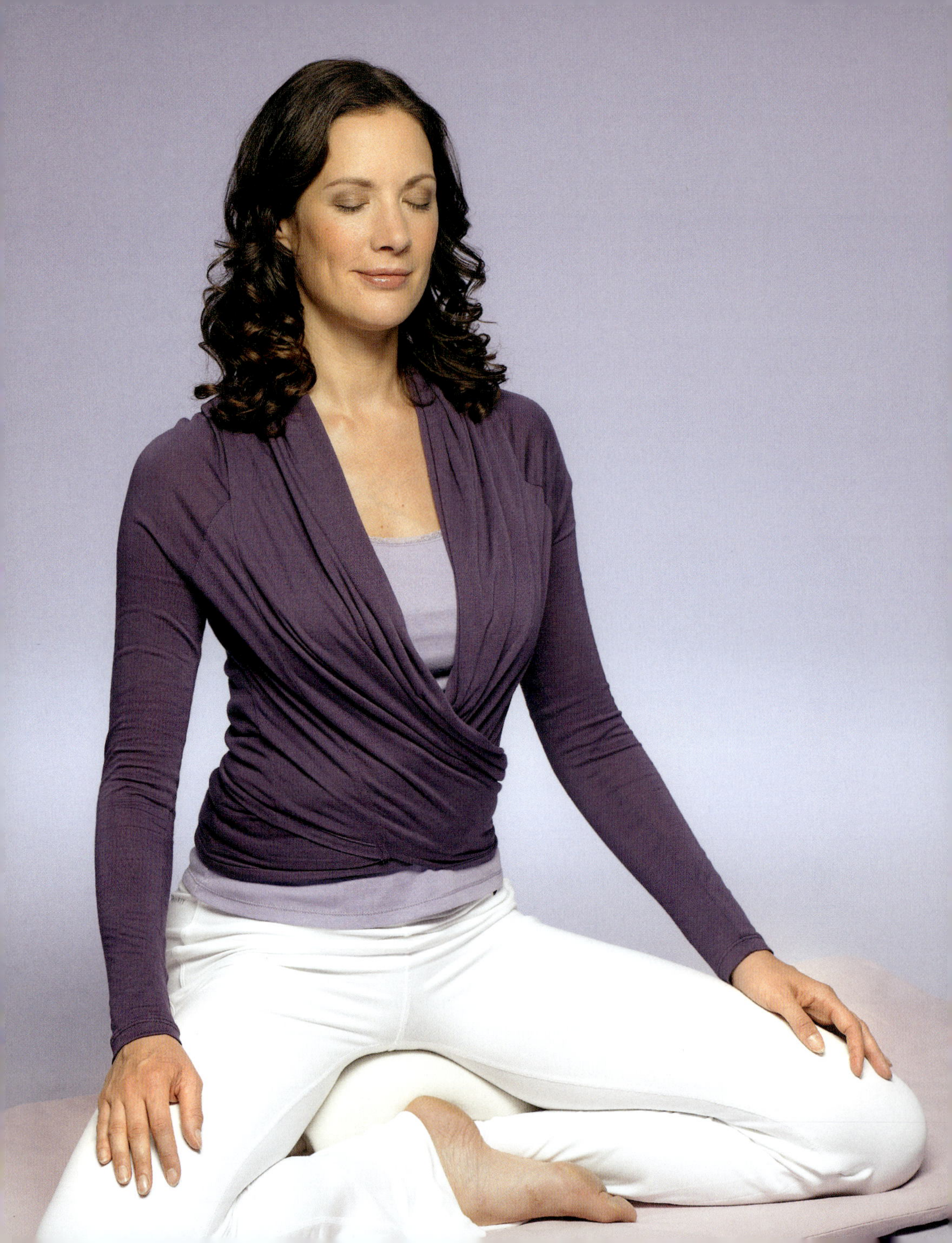

ACHTSAMKEITS-ÜBUNGEN

Sie wollen nun den »Muskel Ihrer Achtsamkeit« stärken? Das geht am besten mit den formellen Übungen dieses Kapitels. Alles, was Sie grundsätzlich zu jeder Übung wissen sollten, Genaueres zur Haltung sowie Varianten finden Sie hier. Lassen Sie sich dann von der CD durch die Übungen führen.

DER BODYSCAN – IM EIGENEN KÖRPER ZU HAUSE SEIN

Der Bodyscan stärkt die Körperwahrnehmung sowie die Fähigkeit, Belastungsgrenzen, Bedürfnisse und Emotionen zu erkennen. Sie lernen, die Signale des Körpers deutlicher wahrzunehmen und wieder mit seiner Weisheit in Verbindung zu kommen.

Den Körper von innen erforschen

Der Bodyscan ist eine jahrtausendealte Meditationstechnik und gleichzeitig eine wichtige Grundübung des MBSR-Programms, die Sie zu einem Perspektivwechsel einlädt: Während viele Menschen ihren Körper meist mit kritischen Augen von außen wahrnehmen, verändern Sie bei dieser Übung den Blickwinkel und erforschen Ihren Körper mit »warmen, freundlichen Augen« aus der Innenansicht.
An den Zehen beginnend, »scannen« oder tasten Sie alle Körperbereiche Stück für Stück mit der Wahrnehmung ab. Es geht dabei nicht darum, eine bestimmte Empfindung zu erzeugen, sondern einfach aufmerksam zu sein für was auch immer da ist.

Mehr spüren und erkennen

Durch dieses Training, die eigenen Körperempfindungen wahrzunehmen, können Sie mit der Zeit eine innigere und natürlichere Verbindung mit Ihrem Körper erleben.

Der Körper ist wie ein Seismograph, ein feines Messgerät, das jede Stimmung, jede Emotion und jede Welle von Stress anzeigt. Den Körper gut zu spüren bedeutet deshalb nicht nur, sich im Hier und Jetzt zu verankern, sondern darüber hinaus ein Frühwarnsystem zu besitzen, das reagiert, lange bevor Sie krank werden, ausbrennen oder innerlich vollkommen aus dem Gleichgewicht geraten.

Tiefe Ruhe als Kraftquelle

Traditionell wird der Bodyscan im Sitzen durchgeführt, doch in der MBSR-Methode nutzen wir dafür meistens die Rückenlage. So dient der Bodyscan nicht nur dazu, die Achtsamkeit zu üben, sondern hat auch eine besonders starke Entspannungsreaktion zur Folge (Seite 9). Dieses tiefe körperliche und geistige Zur-Ruhe-Kommen kann zu einer wahren Kraftquelle für Sie werden. Durch regelmäßiges Üben wird Ihnen dieser Zustand so vertraut, dass Sie auch im Alltag darauf zurückgreifen können.

Die Rückenlage

Üben Sie den Bodyscan in der Rückenlage und finden Sie für sich eine Position, die den Rücken optimal entlastet. Legen Sie erst die CD ein und nehmen Sie sich dann genügend Zeit, um eine angenehme Haltung zu finden.

➤ Richten Sie Ihren Körper im Liegen möglichst symmetrisch und angenehm aus.

➤ Wenn Ihr Nacken zu Schmerzen oder Verspannungen neigt, ist es günstig, eine zusammengefaltete Decke (etwa 4 bis 8 Zentimeter hoch) unter den Kopf zu legen. Der Nacken soll dabei nicht abgeknickt werden.

➤ Die Arme legen Sie neben den Körper, die Handflächen nach oben gewendet. Wenn sich das für Sie stimmig anfühlt, können Sie die Handflächen auch auf den Bauch legen. 1

➤ Ziehen Sie nacheinander die Schulterblätter so unter den Brustkorb, dass diese möglichst flach und gleichmäßig am Boden aufliegen und die Schultern weit weg von den Ohren sind. In dieser Position ist der Brustkorb geweitet und die Atmung kann gleichmäßig in alle Bereiche der Lungen fließen.

➤ Das hilft, dem unteren Rücken Länge und damit Entspannung zu geben: Heben Sie Ihr Becken aus der Rückenlage etwas an und kippen Sie es so, dass Sie den unteren Rücken anschließend in einer verlängerten Position ablegen können.

TIPPS UND VARIATIONEN

Falls Ihnen das Liegen mit ausgestreckten Beinen Schmerzen im unteren Rücken bereitet, können Sie folgende Veränderungen vornehmen:

1

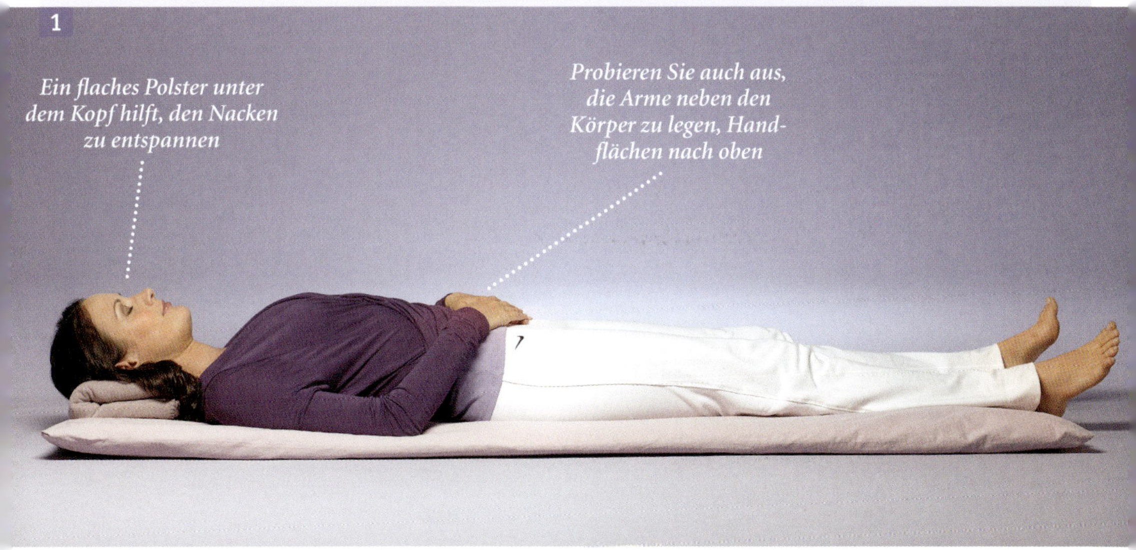

Ein flaches Polster unter dem Kopf hilft, den Nacken zu entspannen

Probieren Sie auch aus, die Arme neben den Körper zu legen, Handflächen nach oben

Legen Sie eine oder zwei zusammengerollte Decken mit einem Durchmesser von insgesamt 20 bis 30 Zentimetern unter die Knie. 1

Falls das nicht ausreichend ist, wählen Sie die Stufenlagerung. Dazu legen Sie die Unterschenkel auf die Sitzfläche eines Stuhls. 2

Ein Gewicht von 1 bis 3 Kilogramm auf dem Bauch wirkt zusätzlich lösend auf die Rückenmuskulatur und wird von Menschen mit Schmerzen im unteren Rücken als entlastend und sehr wohltuend wahrgenommen. Legen Sie sich eine gefaltete Decke auf den Bauch und darauf ein schweres Buch, eine gefüllte Wärmflasche oder einen anderen geeigneten Gegenstand. 2

Der sanfte Druck und die Abdunkelung, die durch ein Augensäckchen oder eine Augenmaske entstehen, haben eine sehr beruhigende Wirkung, insbesondere wenn Sie sich innerlich angespannt fühlen.

Falls Sie beim Bodyscan regelmäßig einschlafen, können Sie ihn auch im Sitzen üben. Die Anleitungen zum aufrechten Sitz auf einem Meditationskissen oder Stuhl finden Sie ab Seite 44.

➤ Wenn Sie eine wirklich entspannte Position gefunden haben, entschließen Sie sich, den Körper für die Zeit der Übung ganz still zu halten. Jede Bewegung wird nämlich Ihre Konzentration schwächen.

1

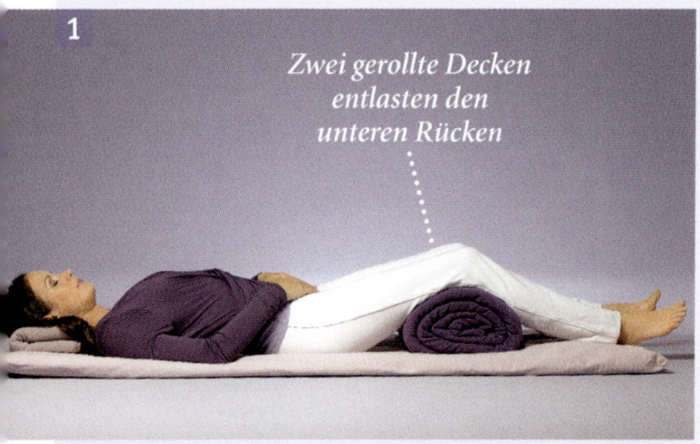

Zwei gerollte Decken entlasten den unteren Rücken

2

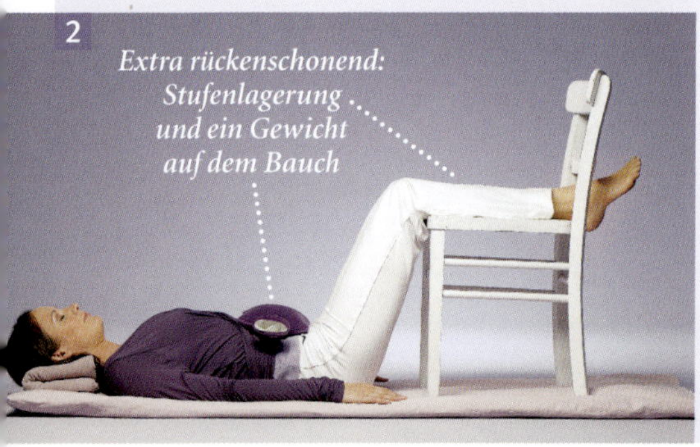

Extra rückenschonend: Stufenlagerung und ein Gewicht auf dem Bauch

Der Bodyscan

● Track 1 16:15 Minuten

➤ Atmen Sie ein, und schließen Sie die Augen mit einer verlängerten Ausatmung.

➤ Sie können allem, was Sie innerlich hierher mitbringen, erlauben, da zu sein. Jede Stimmung und jedes Gefühl ist herzlich eingeladen und darf genau so sein, wie es ist.

➤ Nehmen Sie wahr, wie der Körper die Unterlage berührt, und spüren Sie die Wellen des Atems. Sie können sich erlauben, das Körpergewicht bei jedem Ausatmen ein bisschen mehr an den Boden abzugeben.

➤ Spüren Sie den rechten Fuß und erforschen Sie die Empfindungen dort. Vielleicht nehmen Sie Wärme, Kühle, ein Kribbeln,

Schwere oder Leichtigkeit wahr, vielleicht bemerken Sie gar nichts. Was auch immer Sie gerade spüren oder nicht spüren, ist willkommen. Wichtig ist Ihr neugieriges, annehmendes Aufmerksamsein für das, was Sie von Moment zu Moment in Ihrem Körper erfahren.

➤ Spüren Sie dann das rechte Fußgelenk. Wandern Sie mit der Wahrnehmung in den Unterschenkel, spüren Sie das Kniegelenk, den Oberschenkel und die rechte Hüfte.

➤ Lassen Sie die Wahrnehmung zur linken Hüfte hinüberwandern und durch das linke Bein bis in den Fuß hineingleiten.

➤ Erforschen Sie die Empfindungen im linken Fuß. Wandern Sie dann mit der Wahrnehmung ins linke Fußgelenk, in den Unterschenkel, spüren Sie das Kniegelenk, den Oberschenkel und schließlich die linke Hüfte.

➤ Nehmen Sie das Becken wahr und den Beckenboden. Wandern Sie mit der Aufmerksamkeit in die Rückseite des Beckens und fühlen Sie, wo es die Unterlage berührt.

➤ Spüren Sie den unteren Rücken. Erkunden Sie den mittleren Rücken und den Bereich zwischen den Schulterblättern. Wie liegen diese am Boden auf? Spüren Sie den Brust-Bauch-Bereich und nehmen Sie das Heben und Senken der Bauchdecke wahr.

➤ Lassen Sie Ihr waches Gewahrsein für einige Atemzüge sanft auf den Wellen des Atems ruhen. Wenn es für Sie stimmt, können Sie sich dabei eine annehmende innere Haltung, ein inneres Lächeln schenken.

➤ Wandern Sie dann mit der Wahrnehmung nach oben zu beiden Schultern, und spüren Sie von dort aus die Arme, die Hände – bis in die Fingerspitzen.

➤ Gleiten Sie zügig hinauf zum Nacken und erforschen Sie dort die Empfindungen. Spüren Sie den Hals, vielleicht fühlen Sie sogar, wie die Atemluft hindurchstreicht. Gleiten Sie mit der Aufmerksamkeit zum Kiefer. Spüren Sie die Lippen und die Zunge.

➤ Weiten Sie die Wahrnehmung auf das gesamte Gesicht aus. Spüren Sie, wo der Hinterkopf die Unterlage berührt. Wandern Sie über die Kopfhaut zum Kronenpunkt, dem höchsten Punkt des Kopfes, hinauf.

➤ Weiten Sie von dort das Feld des Gewahrseins aus – und wie von einem Berggipfel können Sie über die Landschaft der Empfindungen des gesamten Körpers blicken. Der Windhauch des Atems streicht hindurch. Ruhen Sie für einige Atemzüge im Spürkontakt mit Ihrem Körper als Ganzem.

➤ Was täte Ihnen denn jetzt gut? Vielleicht möchten Sie einen tiefen, frischen Atemzug nehmen, sich das Gesicht, die Kopfhaut massieren, gähnen, sich strecken oder genüsslich räkeln. Mit einer Einatmung lassen Sie die Augenlider wieder aufgehen.

TIPPS UND VARIATIONEN

Wenn Sie bemerken, dass Sie sich in Gedanken verlieren, machen Sie einfach dort weiter, wo Sie die Stimme auf der CD als Nächstes hinleitet.

Es ist normal, in manchen Regionen des Körpers weniger zu spüren als in anderen. Messen Sie dem keine Bedeutung bei, und versuchen Sie auch nicht, eine Empfindung zu erzeugen, indem Sie den Bereich bewegen. Wandern Sie einfach im vorgegebenen Rhythmus durch den Körper.

Begegnen Sie allen Erfahrungen mit einer neutralen, offenen Haltung. Egal, ob Sie Angenehmes oder Unangenehmes spüren, versuchen Sie, es offen und mit dem gleichen erforschenden Interesse wahrzunehmen (Seite 52–55).

Varianten für Fortgeschrittene

➤ Üben Sie im Sitzen, um mehr Wachheit und Konzentration entstehen zu lassen.

➤ Wenn Sie mit dem Bodyscan gut vertraut sind, können Sie die CD auch weglassen.

BODYSCAN IM ÜBERBLICK

- Bodenkontakt spüren.
- Wenn möglich, ein inneres Lächeln entstehen lassen.
- Rechten Fuß und rechtes Bein.
- Linken Fuß und linkes Bein.
- Becken, unteren und mittleren Rücken.
- Brust und Bauch.
- Atem spüren.
- Arme und Hände.
- Nacken, Gesicht, Kopfhaut.
- Den Körper als Ganzes spüren.
- Genüsslich wieder in Bewegung kommen.

➤ Am Kopf angekommen, können Sie in umgekehrter Reihenfolge wieder durch den Körper nach unten wandern.

➤ Verlangsamen Sie das Abscannen der Körperbereiche. Indem Sie die Aufmerksamkeit genauer und feiner werden lassen, wird auch Ihre Konzentration zunehmen.

Im Alltag

➤ Nach etwas Übung wird es einfach, den Bodyscan in einer stark abgekürzten, ein- bis dreiminütigen Form im Alltag zu nutzen. Gönnen Sie sich damit eine kleine Erholungspause! Wenn die Situation es nicht zulässt, dass Sie die Augen schließen, blicken Sie einfach dabei auf den Boden.

➤ Wissenschaftliche Studien belegen tiefere und gleichmäßigere Schlafphasen bei Menschen, die regelmäßig Achtsamkeitsübungen praktizieren. Falls Sie an Schlafstörungen leiden, weil sich nachts das Gedankenkarussell weiterdreht, können Sie den Bodyscan auch als wirkungsvolle Hilfe nutzen, um die Gedanken zu beruhigen und wieder einzuschlafen. Legen Sie einfach einen iPod, MP3-Player oder einen tragbaren CD-Spieler mit Kopfhörern und der Anleitungs-CD neben Ihr Bett.

➤ Wenn Sie sich schwach fühlen oder einmal krank im Bett liegen müssen, kann diese Übung ein wahrer Segen sein. Die Regenerationsprozesse im Körper werden angeregt und das innere Gleichgewicht wird gestärkt, was gerade in belastenden Situationen von großem Wert ist.

Inneres Lächeln

WIRKUNG: Das innere Lächeln kann helfen, zu einer annehmenden inneren Haltung zu finden – insbesondere Menschen, die sehr kritisch gestimmt sind. • Es kann Ihre Stimmung heben und Ihrem Lebensgefühl eine Prise Leichtigkeit verleihen.

Prüfen Sie immer wieder, ob es wirklich stimmig ist, während des Bodyscans oder einer anderen Übung ein inneres Lächeln entstehen zu lassen. Wenn Sie sich bereit dazu fühlen, ist das wunderbar. Wenn es sich nicht richtig anfühlt, ist es wichtig, auch das zu bemerken – und Ihr Befinden zu respektieren. Zwingen Sie sich zu nichts, aber lassen Sie auch nicht locker: Prüfen Sie immer mal wieder, ob Sie gerade über den inneren Raum für ein Lächeln verfügen.

➤ Denken Sie an das Bild eines lachenden Kindes. Entsteht etwas Lächelndes in Ihnen? Bemerken Sie das Gefühl und geben Sie ihm etwas Raum.

➤ Vielleicht möchten Sie auch den Weg über ein tatsächliches Lächeln versuchen: Heben Sie die Mundwinkel nur um ein paar Millimeter an und lassen Sie auf diese Art ein Minilächeln entstehen. Nehmen Sie wahr, wie sich das auf Ihre Stimmung auswirkt.

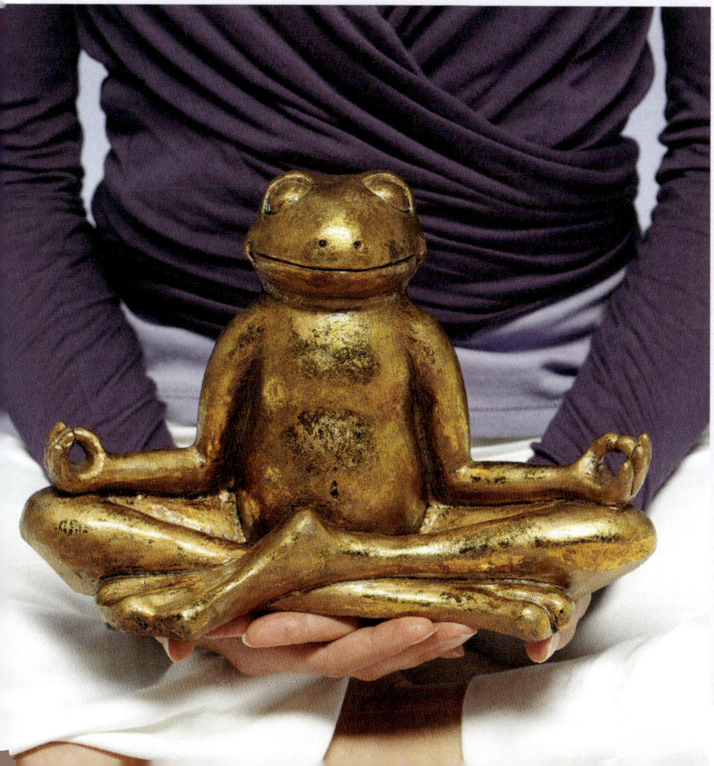

Im Alltag

➤ Sie können das innere Lächeln auch im Alltag üben. Eine halbe Minute ist für den Anfang absolut ausreichend. Beobachten Sie, was sich in Ihrem Erleben und in den Reaktionen Ihrer Mitmenschen dadurch verändert.

Auch während der formellen Achtsamkeitsübungen können Sie ein inneres Lächeln entstehen lassen – wenn sich das für Sie gerade richtig anfühlt.

BEWEGUNGSÜBUNGEN – VOM KOPF IN DEN KÖRPER KOMMEN

Den meisten Menschen fällt es leicht, den Körper zu spüren, wenn sie sich bewegen. Gönnen Sie sich also eine Zeit in Bewegung – frei von der Vorstellung, irgendetwas erreichen oder leisten zu müssen. Achten Sie vielmehr auf die Botschaften des Körpers und seine Grenzen.

Achtsame Bewegungsübungen können einen wichtigen körperlichen Ausgleich bieten, gerade für Menschen mit sitzenden Tätigkeiten. Aber auch wer in seinem Alltag viel in Bewegung ist, profitiert von den Körperübungen: Denn für die meisten Verrichtungen des Alltags nutzen wir nur einen Bruchteil der äußerst vielfältigen Bewegungsmöglichkeiten unseres Körpers. Mit der Zeit passt er sich an diese einseitigen Anforderungen an: Wirbelsäule und Gelenke werden steif, die Muskeln verkürzen sich und beginnen zu schmerzen. Regelmäßig und achtsam ausgeführte Körperübungen sind ein ebenso einfaches wie wirkungsvolles Mittel, um Schmerzen am Bewegungsapparat vorzubeugen und zu lindern. Mit der Zeit wird Ihr Körper nicht nur geschmeidiger und kräftiger, sondern Sie werden sich in ihm auch immer wohler fühlen (siehe auch Kasten Seite 18).

Die Übungen sind so ausgewählt, dass Sie sie alle nacheinander machen können. Aber auch einzeln tun sie gut. Legen Sie Uhr und Schmuck ab, um sich nicht zu verletzen.

1

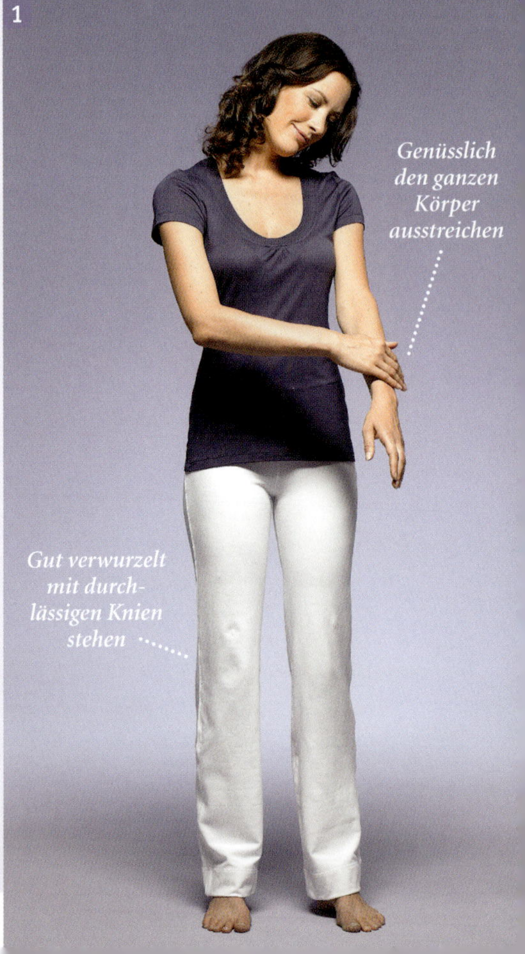
Genüsslich den ganzen Körper ausstreichen
Gut verwurzelt mit durchlässigen Knien stehen

Die zweite Dusche

Track 2 5:37 Minuten

Diese »Dusche« wird in der Regel angezogen durchgeführt. Sie streichen oder reiben den Körper vom Kopf bis zu den Füßen so ab, als würden Sie sich einseifen oder eincremen. Der Name der Übung ist angelehnt an das zweite Frühstück, denn auch die zweite Dusche ist ein kleiner Luxus. Für manche Menschen wird die »zweite Dusche« zur täglichen Genussgewohnheit.

WIRKUNG: Die Übung hilft Ihnen, sich über die Haut, Ihr größtes Sinnesorgan, wahrzunehmen. • Die Durchblutung der Haut wird gefördert. • Körper und Geist werden in kurzer Zeit erfrischt. • Indem Sie dabei immer wieder eine freundliche innere Haltung sich selbst gegenüber entstehen lassen, kann eine liebevolle Verbindung zu Ihrem Körper wachsen. • Durch das Abreiben machen Sie sich Ihre Körpergrenzen bewusst. Dass Sie diese mit der Zeit deutlicher wahrnehmen, kann Sie anregen, auch im übertragenen Sinn darauf zu achten, wo es wichtig für Sie ist, auf die eigenen Grenzen zu achten.

➤ Stehen Sie mit gut verwurzelten Füßen, durchlässigen Knien und aufgerichtetem Oberkörper. Spüren Sie den Kontakt der Füße zum Boden und das Fließen Ihres Atems. Schließen Sie eventuell die Augen, um besser ins Spüren zu kommen.

➤ Wenn sich das für Sie richtig anfühlt, gönnen Sie sich für ein paar Momente ein inneres Lächeln.

➤ Streichen Sie mit beiden Händen über das Gesicht, so wie es Ihnen angenehm ist. Massieren Sie die Kopfhaut. Streichen Sie durch die Haare und ziehen Sie leicht daran.

➤ Kneten Sie sanft die Ohren und reiben Sie den Bereich um die Ohren herum. Streichen Sie über den Hals und Nacken.

➤ Reiben Sie über die Schultern. Streichen Sie die Arme und Hände dreimal bis zu den Fingerspitzen aus, als würden Sie Wasser vom Körper abstreifen. 1

➤ Streichen Sie langsam über den Oberkörper und den Bauch. Reiben Sie über die Flanken und über alle Bereiche des Rückens, die Sie erreichen können. Streichen Sie über das Becken und über das Gesäß.

➤ Dann rubbeln Sie die Beine hinunter bis zu den Füßen und Zehen. Zum Abschluss streichen Sie die Beine dreimal bis zu den Füßen und Zehenspitzen hin ab.

➤ Spüren Sie kurz nach: Wie fühlen Sie sich jetzt körperlich, wie ist Ihre Stimmung?

TIPPS UND VARIATIONEN

Sie können ein kleines erfrischendes Ritual aus der Übung machen, indem Sie sich vorher die Hände und das Gesicht waschen.

Achten Sie darauf, das Abreiben ganz liebevoll zu machen.

Sie können die Übung auch im Sitzen durchführen. So wird es übrigens leichter, die Fußsohlen zu erreichen.

Die Gazelle

● Track 3 3:33 Minuten

Nach starker Angst oder Anspannung lassen manche Tiere, zum Beispiel die Gazelle, eine Zitter- oder Schüttelbewegung im Körper entstehen, um Spannungen in der Muskulatur zu neutralisieren und dadurch Angst und Aufregung abzuschütteln. Bei dieser Übung lassen Sie im Stehen von den Knien aus eine Zitterbewegung durch den Körper gehen.

WIRKUNG: Das Zittern löst Spannungen in den Gelenken und in der Wirbelsäule und lockert die Muskulatur. • Die Übung baut auch akute emotionale Spannungszustände besonders wirkungsvoll und schnell ab.

1

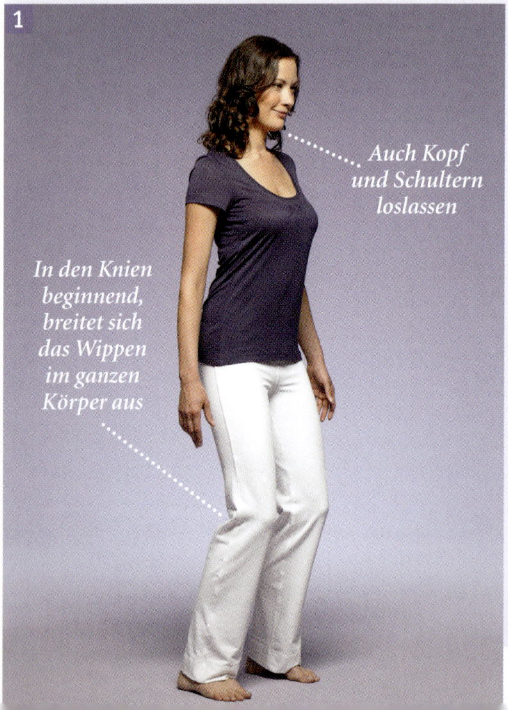
Auch Kopf und Schultern loslassen
In den Knien beginnend, breitet sich das Wippen im ganzen Körper aus

➤ Stehen Sie mit gut verwurzelten Füßen und aufrechtem Oberkörper. Beugen Sie die Knie leicht und lassen Sie in ihnen eine feine, zitternde Bewegung entstehen. 1

➤ Spüren Sie, wie sich diese Schwingung durch den ganzen Körper ausbreitet. Bemerken Sie, welche Bereiche durchlässig sind und welche eher fest bleiben. Lassen Sie in den Schultern und im Kiefer los. Spüren Sie, wie das ganze Gesicht gelockert wird.

➤ Lassen Sie die Bewegungen langsam feiner werden. Schließlich wird Ihr Körper still. Wie nehmen Sie jetzt Ihren Körper und die Atmung wahr? Wie ist Ihre Stimmung?

TIPPS UND VARIATIONEN

Bei Schmerzen im Nacken oder unteren Rücken machen Sie zu Beginn nur eine sanfte, kleine Bewegung, um die Bereiche vorsichtig zu lockern.

Sie können die Bewegung auch mit einer vertieften Ausatmung verbinden oder Töne dazu machen. So löst sich auch das Zwerchfell, das sich bei starken Emotionen in hohem Maße anspannt. Keine Angst, es hört ja keiner zu!

Im Alltag

Nach einer Situation, die Sie sehr aufgeregt oder belastet hat, machen Sie einfach diese Übung für drei bis fünf Minuten. Konzentrieren Sie sich voll auf die Körperempfindungen. Lassen Sie vor allem in Schultern, Kiefer und Gesicht los. Atmen Sie tief durch. Sie werden erstaunt sein, wie schnell Sie sich wieder beruhigen und zentrieren können.

Der Baum

● Track 4 6:23 Minuten

In dieser klassischen Hatha-Yoga-Übung balancieren Sie auf einem Bein, während der andere Fuß aufgestellt ist. Die Baumhaltung symbolisiert einerseits die Verwurzelung in der Erde, den festen Stand im Leben und steht andererseits für Lebenskraft und Wachstum.

WIRKUNG: Die Übung kräftigt die Bein- und Rückenmuskulatur, verbessert Ihr körperliches und emotionales Gleichgewicht und stärkt die Konzentrationsfähigkeit.

➤ Stehen Sie mit geschlossenen Füßen, durchlässigen Knien und aufgerichtetem Oberkörper. Spüren Sie den Kontakt der Füße zum Boden und das Fließen Ihres Atems.

➤ Verlagern Sie Ihr Gewicht nun auf den linken Fuß. Legen Sie die rechte Fußsohle an den linken Knöchel oder an die Innenseite des linken Knies. Achten Sie darauf, dass das andere Knie nicht durchgedrückt ist.

➤ Atmen Sie tief ein. Mit der folgenden Ausatmung legen Sie die Handflächen vor dem Brustbein aneinander. Um das Gleichgewicht besser zu halten, können Sie einen Punkt an der Wand auf Augenhöhe fixieren. 1

➤ Wenn Sie sich stabil genug fühlen, heben Sie die Arme nach oben. Lassen Sie dabei die Schultern von den Ohren weg sinken, und halten Sie den Nacken entspannt. Lassen Sie den Atem gleichmäßig fließen. 2

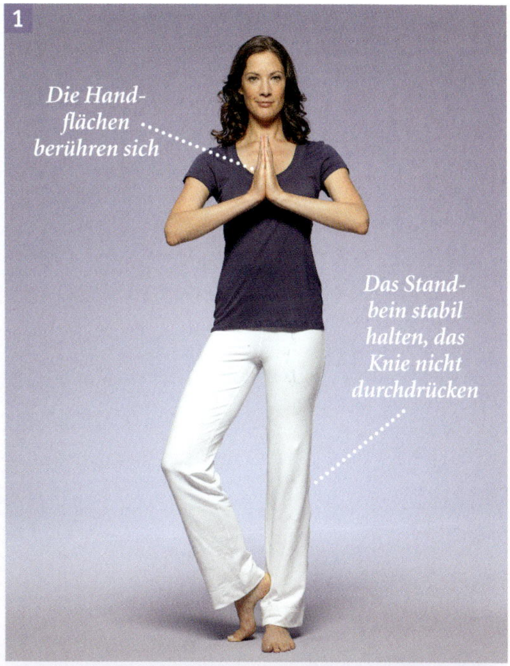
1
Die Handflächen berühren sich
Das Standbein stabil halten, das Knie nicht durchdrücken

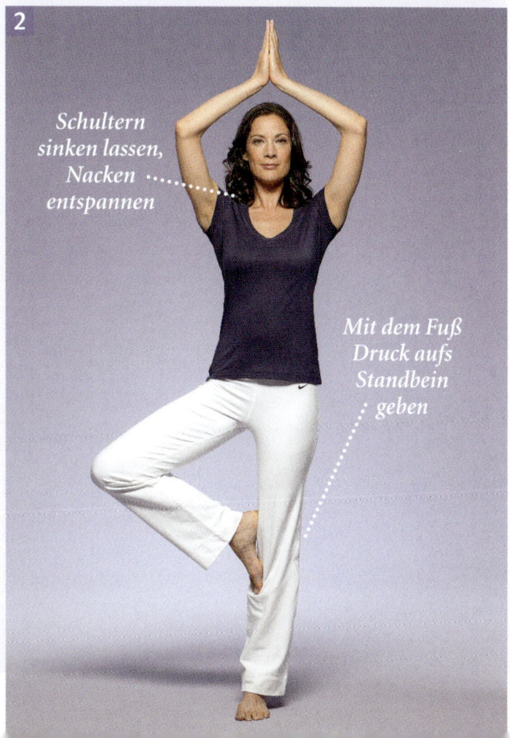
2
Schultern sinken lassen, Nacken entspannen
Mit dem Fuß Druck aufs Standbein geben

➤ Verweilen Sie so, wenn möglich, drei Atemzüge lang.

➤ Atmen Sie dann tief ein, und mit der folgenden Ausatmung lassen Sie die Hände zurück vors Brustbein sinken. Dann stellen Sie den gehobenen Fuß neben dem anderen ab.

➤ Stehen Sie für drei bis vier Atemzüge mit aneinandergelegten Händen, und fühlen Sie den Kontakt Ihrer Fußsohlen zum Boden.

➤ Üben Sie dann zur anderen Seite.

➤ Stehen Sie abschließend drei bis vier Atemzüge lang mit aneinandergelegten Händen, und fühlen Sie, wie Ihre Füße jetzt am Boden stehen. Nehmen Sie den Atem wahr.

TIPPS UND VARIATIONEN

Ein fester Untergrund macht es leichter, die Balance zu halten.

Wenn es Ihnen schwerfällt, das Gleichgewicht zu halten: Stellen Sie sich mit einer Fußlänge Abstand seitlich zum Standbein neben eine Wand. Stützen Sie sich leicht mit einer Hand auf Brusthöhe oder oberhalb vom Kopf an der Wand ab, während die andere Hand auf dem Brustbein liegt oder über den Kopf gehoben ist.

Sie können die Fußsohle des angehobenen Beins an die Innenseite des Knies oder des Oberschenkels legen. Damit der Fuß nicht abrutscht, ist eine Hose aus Baumwolle hilfreich oder der Kontakt mit der Haut.

Wenn Sie die Augen schließen, ist das herausfordernder für Ihren Gleichgewichtssinn.

Das Krokodil

● Track 5 **3:36 Minuten**

Das Krokodil ist eine Übung in der Rückenlage, die einen guten Ausgleich zu den Übungen im Stehen bietet.

WIRKUNG: Durch die Drehbewegung in der Wirbelsäule wird deren Beweglichkeit verbessert. • Die sanfte Bewegung wirkt zudem lösend bei Verspannungen des Rückens. • Indem Sie den Rhythmus des Atems mit der Drehbewegung verbinden, kann die Übung in einen ruhigen, achtsamen Zustand münden. Das bereitet optimal auf den Bodyscan und die Atemmeditation vor.

➤ Legen Sie sich auf einer Matte oder Decke am Boden auf den Rücken. Unterstützen Sie Ihren Kopf und Nacken mit einem flachen, festen Kissen oder einer gefalteten Decke, wenn das für Sie angenehm ist.

➤ Stellen Sie die Füße geschlossen nahe am Becken auf, und breiten Sie die Arme seitlich auf Schulterhöhe aus.

➤ Lassen Sie ausatmend die Knie zur rechten Seite in Richtung Boden sinken, während Sie den Kopf so weit nach links drehen, wie es sich gut anfühlt. 1

➤ Mit dem Einatmen bringen Sie Knie und Kopf wieder zur Mitte.

➤ Bei der nächsten Ausatmung senken Sie die Beine nach links, während der Kopf in die Gegenrichtung rollt. Einatmend kommen Sie zur Mitte zurück.

➤ Wiederholen Sie diese Bewegungen einige Male und lassen Sie sich dabei von Ihrem Atem führen: Sobald die Ausatmung anfängt, beginnen Sie, die Knie zur Seite sinken zu lassen. Und gerade wenn Sie den Beginn der Einatmung spüren, fangen Sie an, die Knie zur Mitte zurückzubewegen.

➤ Bringen Sie die Knie abschließend wieder zur Mitte. Stellen Sie die Füße etwas auseinander und lehnen Sie die Knie aneinander.

➤ Wie fühlt sich Ihr Rücken an? Wie liegt er am Boden auf? Wie erleben Sie den Atem?

TIPPS UND VARIATIONEN

Lassen Sie die Beine für einige Atemzüge auf einer Seite liegen, und atmen Sie sanft in die Dehnung der oben liegenden Flanke hinein. Sie können wahrnehmen, wie die Knie mit jedem Ausatmen etwas tiefer in Richtung Boden sinken.

Führen Sie die Bewegung mit angehobenen, in Richtung Bauch gezogenen Beinen aus. Dadurch kräftigen Sie zusätzlich Ihre Bauchmuskulatur.

Nehmen Sie sich ein paar Minuten, um nachzuruhen, oder schließen Sie eine weitere Übung von der CD an, zum Beispiel den Bodyscan.

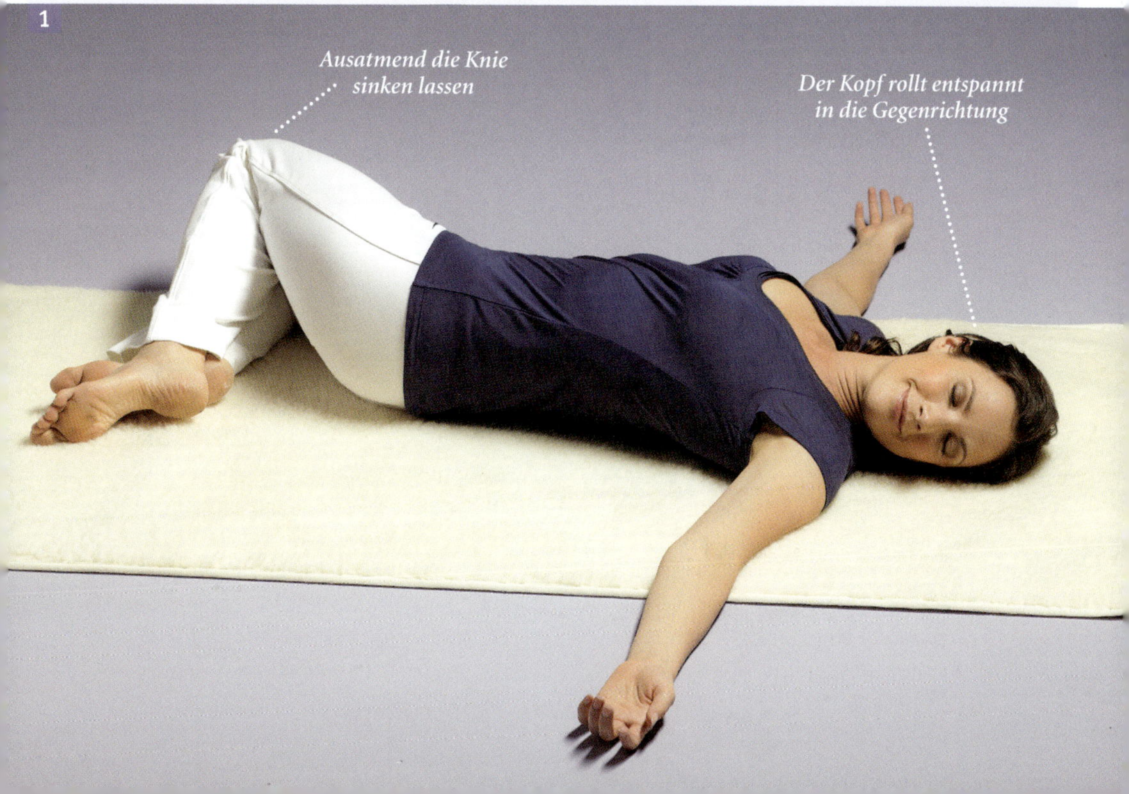
1
Ausatmend die Knie sinken lassen
Der Kopf rollt entspannt in die Gegenrichtung

PÄCKCHENPACKEN – ABSTAND GEWINNEN

Manchmal schwirren einfach zu viele Themen im Kopf umher. Dann fällt es schwer, einen klaren Gedanken zu fassen oder gar zu meditieren. Diese Übung kann Ihnen helfen, Ihre Anliegen innerlich zu ordnen und gute Voraussetzungen für eine Klärung zu schaffen.

Freiraum für Erkenntnis schaffen

Das Päckchenpacken ist eine Übung aus der Focusing-Methode des österreichisch-amerikanischen Philosophen und Psychotherapeuten Eugene Gendlin. Focusing bedeutet, die körperlich gefühlte, aber noch nicht gewusste Bedeutung eines bestimmten Themas entstehen und diese sich in Worten, Bildern oder Bewegung ausdrücken zu lassen. Oft eröffnen sich dem Focussierenden durch diesen Prozess Aspekte des Themas, die vorher nicht bewusst waren und die eine Lösungsrichtung in sich tragen. Ein wichtiges Element dabei ist die nach innen gerichtete Achtsamkeit.

Die Übung des Päckchenpackens dient dazu, inneren Freiraum zu schaffen. Dieser bildet den Startpunkt für einen Focusing-Prozess. Freiraum schaffen heißt, einen angemessenen Abstand zwischen Ihnen und dem, was Sie erleben, herzustellen.
Das ist mit einer Situation vergleichbar, in der Sie, anstatt in einem reißenden Fluss zu schwimmen, an dessen Ufer stehen und ihn achtsam wahrnehmen. Wenn Sie diese angemessene Distanz zu den eigenen Gefühlen und Problemen herstellen, erleben Sie möglicherweise ein Aufatmen oder eine körperliche Erleichterung. Dieser Abstand ist die Voraussetzung dafür, dass Entspannung, innere Klarheit und auch neue Schritte entstehen können.
Das Päckchenpacken ist wohlgemerkt keine Technik des Verdrängens, sondern eine Möglichkeit, jenen Raum zu schaffen, in dem sich Ihre Beziehung zu einem Problem positiv entwickeln kann.

Nutzen Sie die Übung am besten ...

... wenn Sie sich überlastet fühlen angesichts einer Vielzahl beruflicher Aufgaben, familiärer Themen oder gesundheitlicher Sorgen. Dann kann diese Übung genau das Richtige für Sie sein. Sie können das Päckchenpacken auch als Vorbereitung für eine Sitzmeditation oder einen Bodyscan nutzen, wenn Sie schon im Vorhinein merken, dass Ihnen vieles durch den Kopf schwirrt.

Oft liegen verschiedene ungelöste Themen verworren wie ein Wollknäuel in uns und alles, was wir spüren, ist ein vages Unwohlsein. Erst wenn wir uns Zeit nehmen und unsere Aufmerksamkeit darauf richten, können wir die einzelnen Fäden entwirren. Dieser Prozess des inneren Ordnens lässt oft ein Gefühl der Erleichterung und des Aufatmens entstehen. Er begünstigt auch, dass wir klarer sehen, was getan werden muss, um eine Lösung zu ermöglichen.
In manchen Lebensphasen sind wir so damit beschäftigt, zu funktionieren, dass wir unsere emotionale Landschaft kaum noch wahrnehmen. Auch dann kann es sehr hilfreich und erhellend sein, mithilfe des Päckchenpackens nachzusehen, was uns unterhalb der Oberfläche bewegt.

1

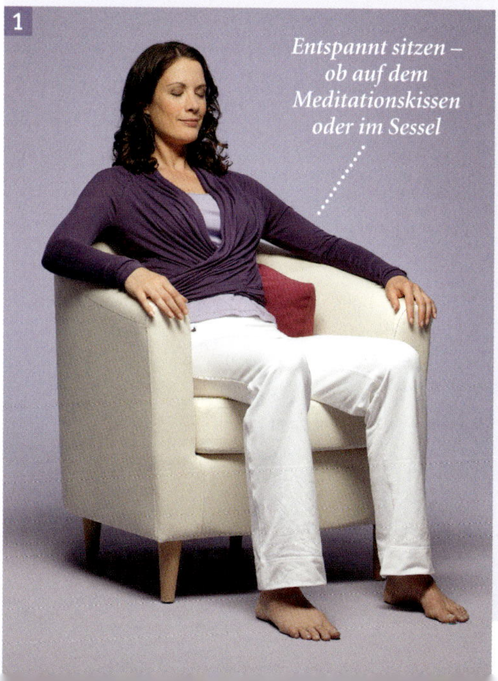

Entspannt sitzen – ob auf dem Meditationskissen oder im Sessel

Die Basisübung

Track 6 9:02 Minuten

Es ist besonders günstig, das Päckchenpacken in einer körperlich entspannten, möglichst wohligen Haltung im Sitzen zu machen. Das kann auf einem Meditationskissen sein, aber auch ein anderer Sitzplatz in einem Raum, in dem Sie nicht gestört werden, ist in Ordnung, zum Beispiel Ihr Lieblingssessel.

➤ Richten Sie sich in einer angenehmen Sitzposition ein. 1

➤ Spüren Sie, welche Teile des Körpers den Boden oder die Sitzunterlage berühren. Nehmen Sie wahr, wie die Wellen des Atems durch den Körper strömen …

➤ Spüren Sie, ob gerade alles in Ihnen ganz frei und gelöst ist – oder ob es irgendetwas gibt, das Sie beschäftigt.

➤ Und wie ein Buch einen Titel hat oder ein Mensch einen Namen, können Sie dem, was immer Sie da wahrnehmen, einen Titel, eine Überschrift oder einen Namen geben.

➤ Dann wählen Sie für diese Sache in Ihrer Vorstellung eine passende Verpackung. Das kann eine Zuckerdose, eine Streichholzschachtel, ein Karton, ein Schiffscontainer oder auch etwas ganz anderes sein.

➤ Legen Sie Ihr Thema hinein und schließen Sie die Verpackung.

➤ Suchen Sie in Ihrer Vorstellung einen guten Ort dafür und legen Sie das Päckchen in einem stimmigen Abstand zu sich ab. Sie sollten es so weit entfernt hinlegen, dass Sie frei atmen können, aber nicht so weit, dass Sie keine Verbindung mehr dazu spüren.

➤ Prüfen Sie noch einmal nach, ob der Abstand zwischen Ihnen und dem, was Sie verpackt haben, wirklich stimmt.

➤ Gehen Sie nach dem gleichen Schema mit mindestens einem weiteren Thema vor.

➤ Wie ist Ihre Stimmung gerade? Wie fühlen Sie sich jetzt in Ihrem Körper? Was war für Sie neu oder wichtig an der Übung?

➤ Was täte Ihnen denn jetzt gut? Vielleicht möchten Sie einen tiefen, frischen Atemzug nehmen, sich das Gesicht oder die Kopfhaut massieren, gähnen, sich strecken oder genüsslich räkeln ...

➤ Bringen Sie dann die Aufmerksamkeit zurück in den Raum.

Weiter forschen

Im Folgenden möchte ich ein paar weitergehende Focusing-Schritte andeuten. Aus Platzgründen ist die folgende Anleitung allerdings stark verkürzt (und auch nicht auf der CD). Wenn Sie Interesse an Focusing haben, finden Sie auf Seite 78 eine Buchempfehlung.

Nachdem Sie die Päckchen gepackt und abgelegt haben, können Sie eines der Themen herausgreifen und weiter erforschen:

➤ Wenn Sie das Thema da draußen als Ganzes wahrnehmen, was entsteht in Ihnen dazu? Welche Empfindungen oder Gefühle tauchen dazu in Ihnen auf? Verweilen Sie einige Atemzüge lang bei dem vagen, noch ungeformten Gefühl, das im Brust-Bauch-Raum in Bezug auf das Thema entsteht.

➤ Richten Sie eine der folgenden Fragen in Ihre Körpermitte hinein: Was ist für mich das Wichtigste, das Schwierigste oder das Angenehmste an dieser Sache? Gibt es ein Bild oder ein Wort, das ausdrückt, was für mich wichtig/schwierig/angenehm daran ist?

➤ Vielleicht hilft Ihnen das folgende Bild: Schreiben Sie die Frage in der Vorstellung auf einen Zettel, und lassen Sie sie in einem Aufzug nach unten in Richtung Bauchraum fahren. Ihr Bauchhirn antwortet in seinem eigenen langsamen Tempo darauf. Es kann ein Wort, ein Bild oder ein Bewegungsimpuls entstehen. Seien Sie geduldig, denn es dauert oft ein bis zwei Minuten, bevor Ihr Körper antwortet.

➤ Falls Sie schnelle Antworten bekommen, die Ihr Kopf jetzt vielleicht gibt, lassen Sie diese wieder los, und stellen Sie die Frage noch einmal geduldig weiter nach unten in Richtung Ihrer Körpermitte.

➤ Fragen Sie sich auch: Was würde mir jetzt guttun in Bezug auf dieses Thema?

➤ Schließen Sie auch diese Übung ab, indem Sie sich bewusst machen: Was war neu für mich? Was möchte ich mitnehmen?

➤ Besonders wenn Sie ein bestimmtes Thema stark beschäftigt, kann es hilfreich sein, nach der Übung in einer Art Tagebuch zu notieren, was für Sie interessant daran war oder was Sie nun diesem bestimmten Thema gegenüber empfinden.

➤ Vielleicht tut es Ihnen auch gut, einer Freundin, die Ihnen achtsam zuhört, davon zu erzählen.

TIPPS UND VARIATIONEN

Wenn Sie aktuell mehr als zwei Themen haben, stoppen Sie einfach die CD nach dem zweiten Päckchen und setzen die Übung allein fort, bis Sie für alles Wichtige eine passende Verpackung und einen guten Platz gefunden haben. Verlieren Sie sich aber nicht in einer langen Liste weniger wichtiger Dinge. Die meisten Menschen tragen zwei bis fünf aktuelle und bedeutsame Themen mit sich herum.

Sie können die Übung auch machen, indem Sie die Themen, die Sie beschäftigen, auf Kärtchen schreiben oder stellvertretend dafür Gegenstände nehmen und diese dann im Raum im richtigen Abstand zu sich platzieren. So können Sie sicher sein, dass Sie nichts vergessen.

Es kann geschehen, dass ein Bild oder eine Antwort, die aus Ihrem Inneren kommt, zunächst gar keinen Sinn zu machen scheint. Das ist normal und völlig in Ordnung, denn wichtig ist nur, dass es sich richtig anfühlt. Bleiben Sie so offen wie möglich, was die Ergebnisse Ihrer Übung angeht.

Wenn Sie bemerken, dass ein Thema, obwohl Sie es abgelegt haben, immer wieder zu Ihnen zurückkehrt, ist das in der Regel ein deutlicher Hinweis, dass Sie sich mit diesem bald näher befassen sollten.

Manchmal kann bei besonders schwierigen Themen der Impuls entstehen, die entsprechenden Päckchen besonders »gemein« zu behandeln, sie im Klo runterzuspülen, in den Müll zu werfen oder in einer Schrottpresse zu entsorgen. Das Ziel der Übung ist jedoch weder, Ihrer Aggression freien Lauf zu lassen, noch, schwierige Themen zu verdrängen. Vielmehr geht es darum, inneren Freiraum zu schaffen. Verdrängte Themen werden im Unterbewusstsein weiterwirken und Sie früher oder später wieder einholen. Je offener und ehrlicher Sie einer Sache begegnen können, desto leichter wird es, damit Frieden zu schließen und einen Lösungsweg zu erkennen.

Wenn ein Thema hochkommen sollte, mit dem Sie schwer umgehen können oder das Sie sehr belastet, empfiehlt es sich, einen Psychotherapeuten zu Rate zu ziehen.

Falls Sie Schmerzen oder eine Erkrankung haben, die sich in Ihrer Vorstellung nicht verpacken und wegstellen lassen: Bemerken Sie Ihr Gefühl oder Ihre innere Haltung dazu, zum Beispiel Angst, Wut oder den Wunsch, es zu verdrängen. Verpacken Sie dann Ihre Reaktion auf das Thema und legen Sie das Päckchen nach dem oben beschriebenen Schema ab.

Wenn durch die Körperhaltung bedingte Schmerzen auftreten, beachten Sie bitte die Anleitungen zum Sitzen ab Seite 44.

GEHMEDITATION – DER WEG IST DAS ZIEL

Gehen – das tun wir während des Tages häufig, nehmen es aber meist gar nicht bewusst wahr. Bei der folgenden sehr einfachen Achtsamkeitsübung richten Sie die Aufmerksamkeit auf die Empfindungen in den Fußsohlen, während Sie die Füße abheben und aufsetzen.

WIRKUNG: Wer direkt aus einem schnellen Alltag kommt, hat oft nicht die »Ruhe zur Ruhe«, um gleich zur Sitzmeditation überzugehen. Während der Gehmeditation erleben viele Übende, dass sie auf ganz natürliche Art zur Ruhe kommen und dass ein Bedürfnis nach Stille entsteht.

Bei dieser Übung gehen Sie auf einer abgesteckten Strecke von drei bis zehn Metern langsam auf und ab. Wenn Sie wenig Platz in Ihrem Meditationsraum haben, nehmen Sie dafür eine Diagonale in Ihrem größten Wohnraum, nutzen Sie zwei angrenzende Zimmer oder den Flur.
Sie können natürlich auch im Freien üben. Dort sind allerdings die Ablenkungen größer. Halten Sie Ihren Blick zwei bis drei Meter vor sich auf den Boden gerichtet. Wenn Sie die Umgebung betrachten, wird Ihre Aufmerksamkeit schnell vom Meditationsobjekt, den Empfindungen in den Fußsohlen, abgelenkt. Sie können das bewusste Gehen mit Schuhen, Socken oder auch barfuß üben, um die Fußsohlen genauer zu spüren.

Verschiedene Abstufungen der Gehmeditation

➤ Beim »Minus-10%-Gehen« verringern Sie Ihre spontan gewählte Geschwindigkeit ein wenig und achten auf die Empfindungen in den Füßen, wenn sie den Boden berühren. Das ist die für den Alltag am besten geeignete Variante!

➤ Beim sogenannten »Ein-Phasen-Gehen« intensivieren Sie Ihre Konzentration auf die Fußsohlen beim Berühren des Bodens und verlangsamen die Geschwindigkeit weiter.

➤ Beim »Zwei-Phasen-Gehen« machen Sie kleine Schritte von etwa einer Fußlänge und bewegen sich sehr langsam wie in Zeitlupe. So können Sie während des Anhebens und Aufsetzens der Fußsohle alle Einzelheiten der entsprechenden Empfindungen erfassen.

Es ist sinnvoll, eine Gehmeditation mit dem Minus-10%- oder dem Ein-Phasen-Gehen zu beginnen und dann zum Zwei-Phasen-Gehen zu wechseln.

Die Ausgangshaltung: Stehen Sie wie ein Berg!

Der aufrechte Stand, im Hatha-Yoga »Berghaltung« genannt, ist die Ausgangsposition für die Gehmeditation sowie für einige der achtsamen Bewegungsübungen. Aber auch im Alltag ist das bewusste Stehen sehr hilfreich. Der Name weist auf die Verwurzelung und Stabilität dieser Art des Stehens hin, aber auch auf die Größe, die wir durch eine Aufrichtung der Wirbelsäule erreichen können.

➤ Stellen Sie sich hin und verlagern Sie Ihr Gewicht abwechselnd nach vorn und hinten. Suchen Sie dann die Position, in der etwas mehr als die Hälfte des Körpergewichts (etwa 60 Prozent) auf den Fersen ruht. 1

➤ An Ihren Zehen können Sie die Gewichtsverteilung im Stand erkennen. Falls die Zehen sich in den Boden krallen und an den Gelenken weiß werden, lastet zu viel Gewicht im Bereich des Vorfußes. Sollten die Zehen vom Boden abheben, weist dies auf eine zu große Belastung der Ferse hin. Am besten liegen die Zehen entspannt auf dem Boden.

➤ Die Knie sollten nicht durchgedrückt werden. »Entriegeln« Sie die Knie gerade so weit, dass Sie spüren, wie Ihre vordere Oberschenkelmuskulatur leicht aktiv wird. Das stabilisiert und schützt die Kniegelenke. Sie können die Spannung der Oberschenkel auch mit den Händen ertasten.

➤ Lassen Sie die Schulterblätter sanft von den Ohren weg nach hinten und unten in den Rücken hineinschmelzen, so als würden sie in Richtung der diagonal gegenüberliegenden hinteren Hosentaschen gleiten.

➤ Lassen Sie den Kronenpunkt, den höchsten Punkt des Kopfes, nach oben streben, als würden Sie sich gegen einen Wasserfall aufrichten, der dort auf Ihren Kopf trifft.

➤ Ohren, Schultern, Hüften, Knie und Fußgelenke sollten sich im Lot befinden. Sie können sich seitlich neben einen Spiegel stellen, um die Ausrichtung zu überprüfen.

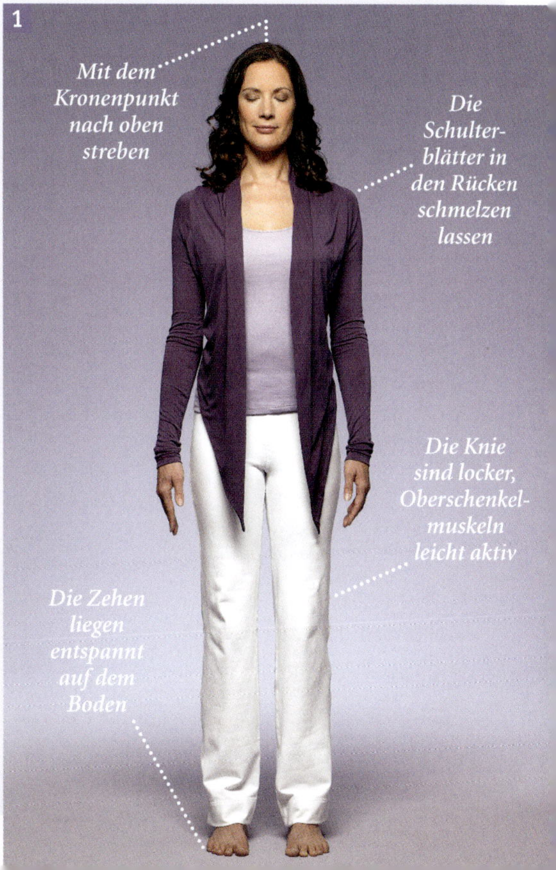
1
Mit dem Kronenpunkt nach oben streben
Die Schulterblätter in den Rücken schmelzen lassen
Die Knie sind locker, Oberschenkelmuskeln leicht aktiv
Die Zehen liegen entspannt auf dem Boden

Die Gehmeditation

● Track 7 **8:42 Minuten**

➤ Stehen Sie gut verwurzelt und aufrecht, und richten Sie den Blick zwei bis drei Meter vor sich auf den Boden. Halten Sie dennoch den Kopf gerade.

➤ Spüren Sie den Kontakt zum Boden und die Atembewegung in Ihrem Körper. Vielleicht möchten Sie sich ein inneres Lächeln schenken? Wenn nicht, ist das auch okay.

➤ Gehen Sie in einer Geschwindigkeit los, die ein wenig langsamer ist als gewohnt. Konzentrieren Sie sich auf die Empfindungen des Fußes, der jeweils am Boden aufsetzt. 1

➤ Halten Sie am Ende jeder Bahn für zwei bis drei Atemzüge inne, dann drehen Sie sich langsam um und beginnen die nächste Bahn.

➤ Wann immer sich die Aufmerksamkeit in Gedanken verliert, verankern Sie sich aufs Neue freundlich und klar im Spüren des Fußes, der jetzt am Boden aufsetzt. Es gibt im Moment kein anderes Ziel: nur diesen Augenblick, nur diesen Schritt.

➤ Verlangsamen Sie Ihr Tempo noch ein wenig und machen Sie die Schritte kürzer. Erforschen Sie die Empfindungen in Ihrem Fuß beim Ablösen und Aufsetzen – Zentimeter für Zentimeter, Millimeter für Millimeter.

➤ Ist Ihr Oberkörper noch aufrecht, fließt der Atem frei? Sind die Schultern locker? Können Sie sich ein inneres Lächeln schenken?

➤ Bleiben Sie schließlich stehen und spüren Sie einen Moment nach: Wie fühlen Sie sich gerade? Wie nehmen Sie Ihren Körper und Ihren Atem wahr?

TIPPS UND VARIATIONEN

Die Gehmeditation kann auch bei Müdigkeit oder nach einer Mahlzeit gut geübt werden.

Passen Sie das Tempo Ihrer Gehmeditation an Ihr momentanes Bedürfnis an. Das kann von Tag zu Tag ganz verschieden sein.

Verbinden Sie die Schritte mit dem Atem: Beim Einatmen heben Sie den Fuß, mit dem Ausatmen senken Sie ihn und setzen ihn auf dem Boden auf. Es ist wichtig, die Schritte dem Atem anzupassen und nicht umgekehrt!

Beobachten Sie die Gewichtsverlagerung und die vielen komplexen Teilbewegungen, wenn Sie sich am Ende der jeweiligen Bahn umdrehen.

Gehen Sie ein paar Bahnen rückwärts. Diese ungewohnte Art zu gehen steigert die Aufmerksamkeit für den Bewegungsablauf und lässt geistige Frische entstehen.

Stellen Sie sich beim Gehen vor, dass Ihre Füße die Erde küssen würden. Das macht die Bewegung weich und fördert eine freundliche innere Haltung.

Es ist ganz natürlich, dass es beim langsamen Gehen schwerer fällt, das Gleichgewicht zu halten. Falls Sie das sehr stört, können Sie auch an einer Wand entlanggehen. Durch das Üben wird Ihre Balance sicherlich besser werden.

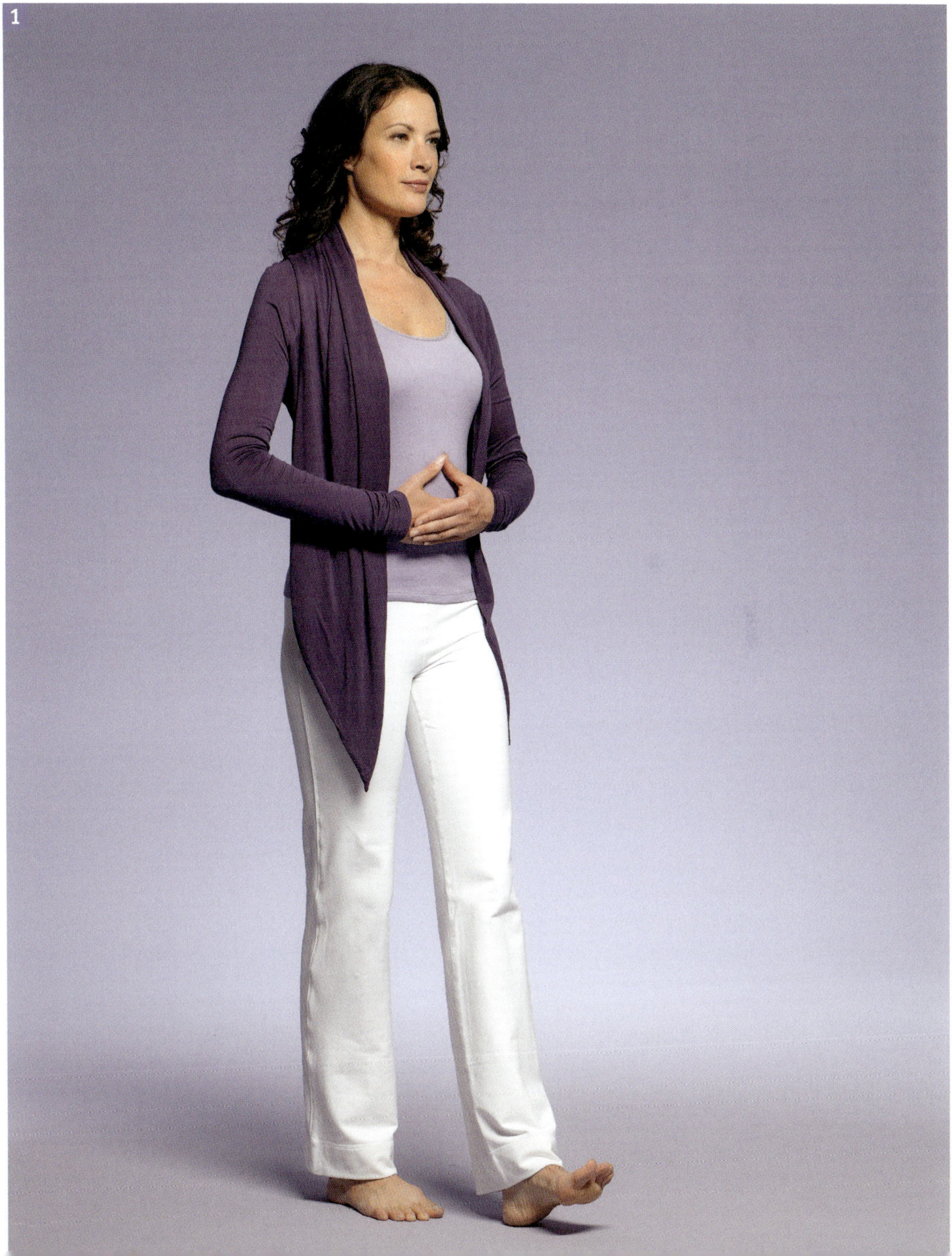

Varianten für Fortgeschrittene

➤ Benennen Sie die Bewegungen des Fußes sehr präzise und konstant mit »Heben« und »Aufsetzen« (vergleiche Seite 51).

➤ Um die Aufmerksamkeit zu steigern, verlangsamen Sie die Geschwindigkeit weiter und gehen mit geschlossenen Augen. Dazu sollte eine Hand an einer Wand entlangstreichen. Achten Sie gut darauf, dass nichts herumliegt, worüber Sie stolpern könnten.

➤ Machen Sie am Ende jeder Bahn einen ein- bis zweiminütigen Bodyscan im Stehen (Seite 22). In diesem Fall beginnen Sie an der Kopfspitze und wandern mit der Aufmerksamkeit zügig zu den Füßen

➤ Dehnen Sie die Zeit für die Gehmeditation aus, sodass Sie damit genauso viel Zeit wie mit den stillen Übungen verbringen.

➤ Jeder Schritt kann in drei und mehr Phasen unterteilt werden. Gehen Sie noch langsamer, um die Empfindungen und Abläufe mit Klarheit erfassen zu können.

➤ Um den Nacken zu entlasten, halten Sie den Blick auf Augenhöhe, statt ihn auf den Boden zu richten. So wird die Herausforderung größer, wirklich gesammelt zu bleiben.

Im Alltag

Die Gehmeditation ist ein hervorragendes Bindeglied zwischen formeller Achtsamkeitsübung und dem Alltag, da sie sich sehr leicht integrieren lässt.

➤ Wählen Sie eine überschaubare Strecke auf dem Weg zur Arbeit oder an Ihrem Arbeitsplatz aus, die Sie täglich zurücklegen (etwa zum Kopierer). Einmal am Tag können Sie ihn für eine Gehmeditation im Minus-10%-Modus nutzen. Dazu brauchen Sie kaum zusätzliche Zeit. Sie werden merken, dass Sie mit mehr innerer Ruhe an Ihrem Ziel ankommen und das, was dort auf Sie wartet, konzentrierter anpacken können.

➤ Sie können auch einen Spaziergang mit dem Gewürz der Achtsamkeit verfeinern. Achten Sie zu Beginn einige Minuten bewusst auf Ihre Schritte, dann öffnen Sie die Wahrnehmung auch für die anderen Sinne: Was gibt es zu hören, zu riechen, zu schmecken, zu ertasten? Welche Farben und Formen sehen Sie? Sobald Ihr Geist abschweift, verankern Sie sich aufs Neue in den Empfindungen Ihrer Füße beim Aufsetzen auf den Boden.

DIE GEHMEDITATION IM ÜBERBLICK

- Aufrecht und würdevoll stehen.
- Die Fußsohlen spüren.
- Minus-10%-Gehen: das Aufsetzen des Fußes dabei spüren.
- Wenn möglich, ein inneres Lächeln entstehen lassen.
- Die Geschwindigkeit verlangsamen und dabei die Wahrnehmung verfeinern.
- Sind die Schultern locker? Fließt der Atem?
- Stehen bleiben und nachspüren.

DIE SITZMEDITATION – ATMEN IM HIER UND JETZT

Die Sitzmeditation ist das Herzstück der Achtsamkeitsübungen. Dabei üben Sie, immer wieder aufs Neue zu bemerken, wenn Ihr Geist beginnt, Geschichten zu erzählen – und kommen jedes Mal einfach zum Spüren der Atembewegung zurück.

Was Meditation bedeutet

Im Lateinischen bezeichnet *meditatio* die »Ausrichtung zur Mitte«. Die jahrtausendealten Worte aus dem indischen Sprachraum, die dort für Meditation verwendet werden, haben die Bedeutung von »üben, fördern, entwickeln«. Man könnte sagen, dass Sie in der Achtsamkeitsmeditation die Fähigkeit entwickeln, sich auf die eigene Mitte, auf den gegenwärtigen Moment auszurichten. Der Atem und andere Körperempfindungen dienen Ihnen dabei als Bezugspunkt, als ein sogenanntes Meditationsobjekt. Sie bilden einen Ankerpunkt für Ihren Geist, zu dem Sie stets zurückkehren können. Denn Ihr Körper befindet sich immer im Hier und Jetzt.

WIRKUNG: Zu meditieren bedeutet, aus dem Hamsterrad der ständig kreisenden Gedanken bewusst auszusteigen. Das wirkt klärend und beruhigend auf den Geist. Sie entwickeln so eine geistige Wachheit und innere Stabilität, die Ihnen auch in den Belastungssituationen des Alltags sehr zugutekommen wird.

Der Ablauf einer Meditation

Immer wieder wird es vorkommen, dass Sie bemerken, wie Ihr Geist, anstatt beim Atem zu sein, Geschichten spinnt, Erinnerungen ausgräbt, Pläne für morgen oder für in zehn Jahren schmiedet. Das ist zunächst einmal völlig in Ordnung, denn es ist das ganz normale Grundrauschen, welches unser Gehirn ständig produziert. Im Buddhismus wird es oft als Affengeschnatter bezeichnet. Vielen Menschen wird dieses Grundrauschen erst bewusst, wenn sie mit der Meditation beginnen. Das Problem ist, dass dieser rastlose, ständig kommentierende und urteilende Geist einen Schleier über unsere Wahrnehmung legt. Dadurch wird es schwierig, den gegenwärtigen Augenblick genau so zu sehen, wie er ist.

Der Moment, in dem Ihnen bewusst wird, dass sich Ihr Geist gerade wieder in eine Geschichte verstrickt hat, ist ein Aufblitzen von Achtsamkeit. Statt nun den Gedanken und Tagträumen zu folgen, nutzen Sie diesen Moment des Erkennens, indem Sie Ihre Aufmerksamkeit wieder auf Ihr Meditationsobjekt lenken. Wahrscheinlich werden Sie in einer Sitzung fünfzig bis hundert Mal die Gelegenheit haben, zurückzukommen.

Der Atem als Anker

Ihr Atem begleitet Sie Ihr Leben lang. Sie können ihn stets spüren, und wenn Sie sich mit Ihrem Atem vertraut machen, wird er zu einem stabilen Anker im Hier und Jetzt. Der Atem ist auch ein Barometer für Ihren inneren Zustand. Wenn Sie wütend sind, kann der Atem schnell und heftig werden. Bei Angst atmen Sie wahrscheinlich flacher oder halten sogar die Luft an.

➤ Während der Meditation sollten Sie nicht versuchen, irgendeine Atemtechnik anzuwenden oder Ihren Atem zu verändern. Lassen ihn genauso sein, wie er gerade ist. Ist der Atem langsam, weich und fließt wie von selbst – gut. Ist er kurz, flach, kommt stoßweise und gepresst, so ist das ebenfalls in Ordnung. Wenn Sie aufmerksam sind, werden Sie im Laufe einer Meditation bemerken, wie sich Geschwindigkeit, Tiefe und Qualität der Atemzüge ganz natürlich verändern.

➤ Versuchen Sie, mit allen Teilen der Ein- und Ausatmung in Spürkontakt zu sein, so wie ein Wellenreiter stets in Kontakt mit seiner Welle ist. Bemerken Sie auch den kurzen Moment der Atemstille, der zwischen Ausatmung und Einatmung entsteht. Versuchen Sie, die Wahrnehmung präzise und zugleich sanft beim Atem zu stabilisieren.

➤ Die Atembewegung kann in der Meditation am besten anhand der Auf- und Abbewegung der Bauchdecke beim Ein- und Ausatmen wahrgenommen werden. Für viele Übende ist es am Anfang eine Hilfe, während der Meditation die Hände dort auf den Bauch zu legen, wo sie den Atem am deutlichsten wahrnehmen. Wenn Sie ein Gespür für die Atembewegung entwickelt haben, lassen Sie die Hände wieder weg.

Aufrecht und würdevoll sitzen

Eine angenehme und aufrechte Körperhaltung ist die Grundlage Ihrer Sitzmeditation. Deshalb möchte ich Ihnen hier die wichtigsten Aspekte der Meditationshaltung erklären. Bringen Sie die angestrebte geistige Wachheit und Klarheit auch körperlich zum Ausdruck, indem Sie in einer aufrechten und würdevollen Haltung sitzen!

Hoch genug sitzen

➤ Wenn die Hüften im Sitzen höher liegen als die Knie und damit die Oberschenkel nach vorn hin etwas abfallen, ist es deutlich einfacher, die Wirbelsäule aufzurichten. Dieses Prinzip gilt, ganz egal, ob Sie auf einem Stuhl, einem Meditationsbänkchen oder auf einem Meditationskissen sitzen. Falls Sie die Sitzhöhe zu niedrig wählen, werden Ihre Rückenmuskeln unnötig angestrengt, ermüden schneller und beginnen möglicherweise zu schmerzen.

➤ Die passende Sitzhöhe hängt natürlich auch von Ihrer Körpergröße ab.

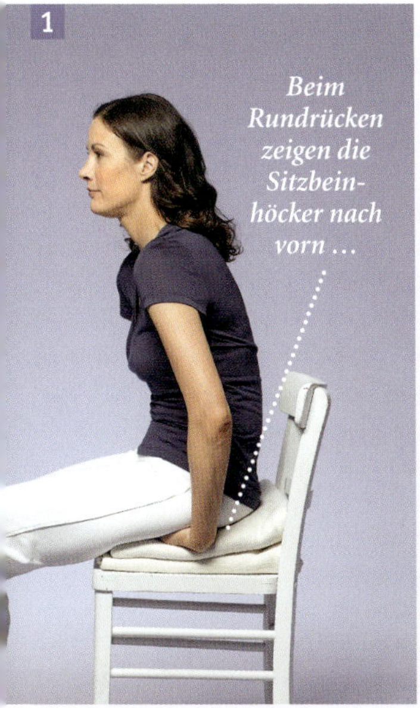
1
Beim
Rundrücken
zeigen die
Sitzbein-
höcker nach
vorn …

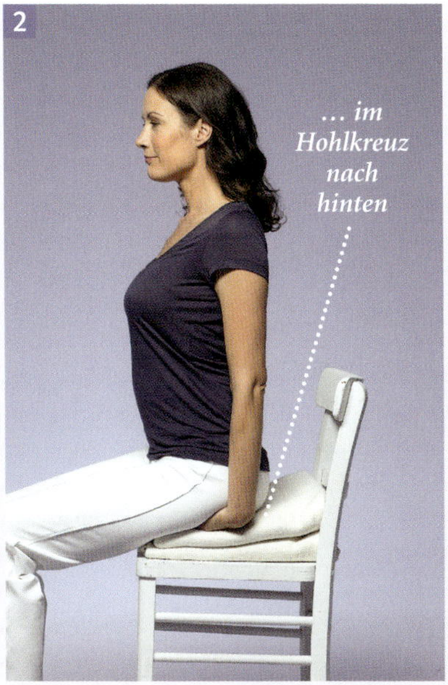
2
… im
Hohlkreuz
nach
hinten

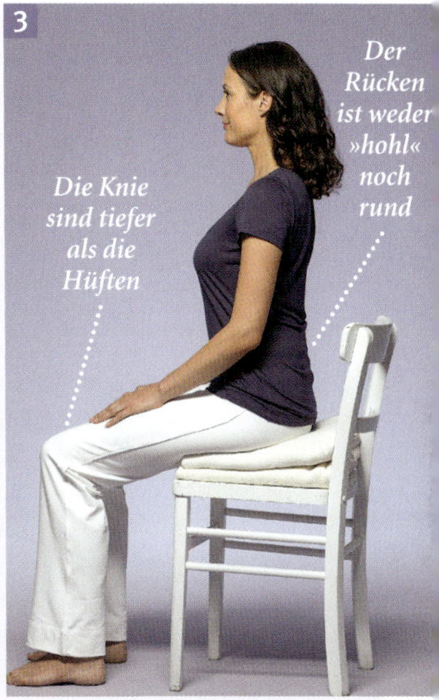
3
Die Knie
sind tiefer
als die
Hüften
Der
Rücken
ist weder
»hohl«
noch
rund

➤ Nehmen Sie sich die Zeit, um mit verschiedenen Sitzhöhen zu experimentieren, indem Sie Ihren Stuhl oder Ihr Sitzkissen zum Beispiel mit einer gefalteten Decke erhöhen.

Kennen Sie Ihre Sitzbeinhöcker?

➤ Setzen Sie sich auf einen Stuhl und legen Sie die Hände von der Seite aus unter Ihr Gesäß, mit den Handflächen nach oben. Spüren Sie die beiden Sitzbeinhöcker dort? Sie bilden den unteren Pol des Rumpfes. Wenn Sie den unteren Rücken rund werden lassen, zeigen diese nach vorn. 1 Wenn Sie ein Hohlkreuz machen, kippt das Becken in die andere Richtung, und damit richten sich die Sitzbeinhöcker nach hinten aus. 2

➤ Wiederholen Sie die Bewegung ein paar Mal. Ziehen Sie dann die Hände heraus. Spüren Sie die Sitzbeinhöcker jetzt von innen?

➤ Suchen Sie dann nach einer Position, in der Ihre Sitzbeinhöcker direkt nach unten zeigen. Damit befindet sich Ihr unterer Rücken in einer Mittelposition und ist weder hohl noch rund. Nun haben Sie die ausgewogenste und gesündeste Einstellung für Ihre Lendenwirbelsäule im Sitzen gefunden. 3

TIPPS UND VARIATIONEN

Wenn Sie bei den gleichen Bewegungen eine Hand an den unteren Rücken legen, bekommen Sie ein noch besseres Gespür für den Lendenwirbelbereich.

Setzen Sie sich mit freiem Oberkörper seitlich neben einen Spiegel, sodass Sie Ihren Rücken darin gut sehen können. Experimentieren Sie dann mit den beschriebenen Bewegungen, während Sie die Ausrichtung Ihres Beckens und unteren Rückens beobachten.

Schulterblätter und Kronenpunkt

➤ Richten Sie den Oberkörper auf, und lassen Sie die Schulterblätter sanft, langsam und mit minimaler Kraft von den Ohren weg nach hinten und unten in den Rücken hineinschmelzen.

➤ Die höchste Stelle des Kopfes, den »Kronenpunkt«, kann man als oberen Pol der Wirbelsäule wahrnehmen. Wenn Sie mit jeweils einem Finger von den Ohren aus nach oben fahren, erreichen Sie den Kronenpunkt.

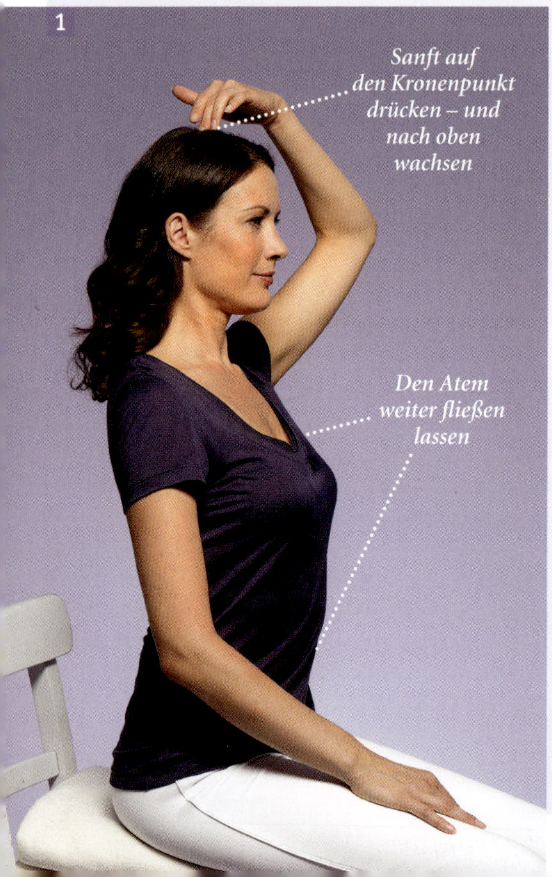
1
Sanft auf den Kronenpunkt drücken – und nach oben wachsen
Den Atem weiter fließen lassen

➤ Um ein besseres Gespür für ihn zu bekommen, drücken Sie für zwei bis drei Atemzüge sanft mit dem Finger darauf. 1

➤ Lassen Sie diesen Punkt mit der Vorstellung nach oben wachsen, Sie würden sich gegen den sanften Druck eines Wasserfalls aufrichten, der dort auf Ihren Kopf trifft. Sie können auch ein Buch auf dem Kronenpunkt balancieren.

➤ Achten Sie darauf, den Atem währenddessen weiter fließen zu lassen.

➤ Wenden Sie die Anleitungen von Seite 44 bis 46 auf die im Folgenden beschriebenen Sitzvarianten an, um jeweils eine aufrechte und zugleich entspannte Haltung zu finden.

Auf einem Stuhl meditieren

Das Sitzen auf einem Stuhl ist für Menschen mit Knieproblemen gut geeignet. Allerdings ist diese Form der Meditationshaltung etwas weniger stabil als die anderen Varianten.

➤ Setzen Sie sich an die Vorderkante eines Stuhls mit einer stabilen Sitzfläche und der entsprechenden Unterlagerung mit einem Kissen, die sicherstellt, dass Ihre Hüften höher als die Knie sind.

➤ Stellen Sie die Füße schulterbreit und stabil auf den Boden. Die Fußgelenke sollten sich direkt unter den Knien befinden.

➤ Richten Sie Becken und Wirbelsäule sowie Schulterblätter und Kronenpunkt aus, wie oben beschrieben. 2

TIPPS UND VARIATIONEN

Wenn Sie merken, dass es Ihnen trotz richtiger Sitzhöhe schwerfällt, gerade zu sitzen, können Sie die Aufrichtung des Beckens mit einem Keilkissen unterstützen.

Im Fersensitz auf einem Meditationsbänkchen

Viele Übende sind überrascht, wie einfach und angenehm es ist, auf einem Meditationsbänkchen zu sitzen. Die meisten haben eine etwas nach vorn geneigte Sitzfläche, was es leicht macht, die Sitzbeinhöcker nach unten auszurichten und aufrecht zu sitzen.

➤ Gehen Sie in den Kniestand und platzieren Sie das Bänkchen auf Höhe der Fersen. Dann setzen Sie sich nach hinten ab.

➤ Richten Sie Becken und Wirbelsäule aus, wie zuvor beschrieben. 3

TIPPS UND VARIATIONEN

Wenn Schmerzen oder Taubheit durch die ungewohnte Streckung der Füße entstehen, kann ein zusammengerolltes kleines Handtuch unter den Fußgelenken Abhilfe schaffen. Mit der Zeit werden die Gelenke flexibler und Sie können die Unterlagerung weglassen.

Statt auf einem Bänkchen können Sie auch auf einem Meditationskissen sitzen, das Sie zwischen Ihre Füße legen. Es sollte allerdings ungefähr 20 bis 30 Zentimeter hoch sein. Sie können das Kissen gegebenenfalls mit zwei gefalteten Decken erhöhen.

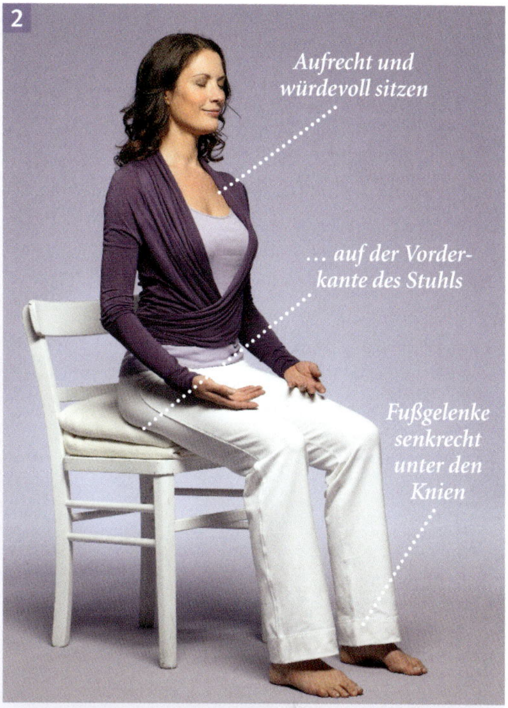
2
Aufrecht und würdevoll sitzen
... auf der Vorderkante des Stuhls
Fußgelenke senkrecht unter den Knien

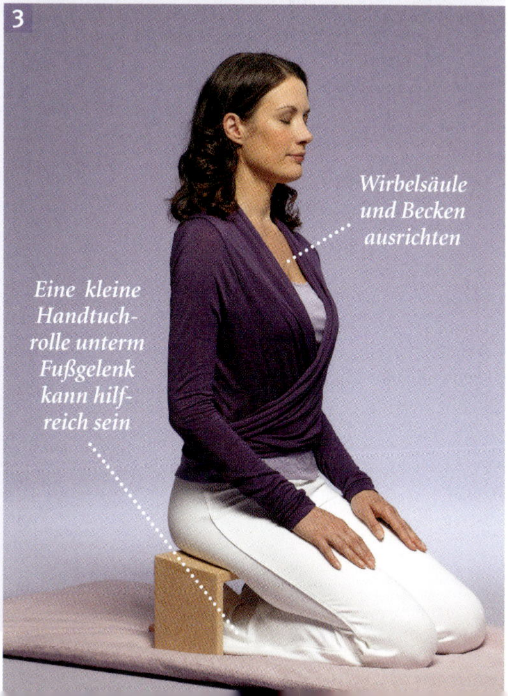
3
Wirbelsäule und Becken ausrichten
Eine kleine Handtuchrolle unterm Fußgelenk kann hilfreich sein

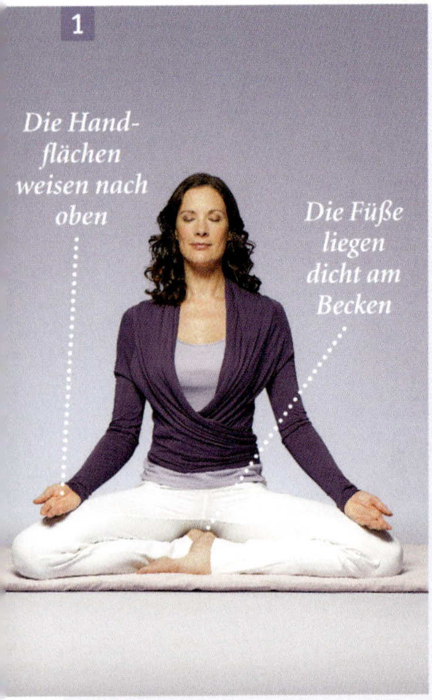
1
Die Hand-
flächen
weisen nach
oben
Die Füße
liegen
dicht am
Becken

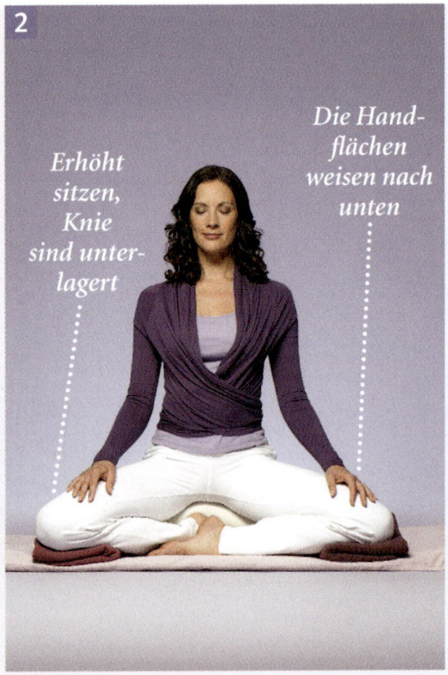
2
Erhöht
sitzen,
Knie
sind unter-
lagert
Die Hand-
flächen
weisen nach
unten

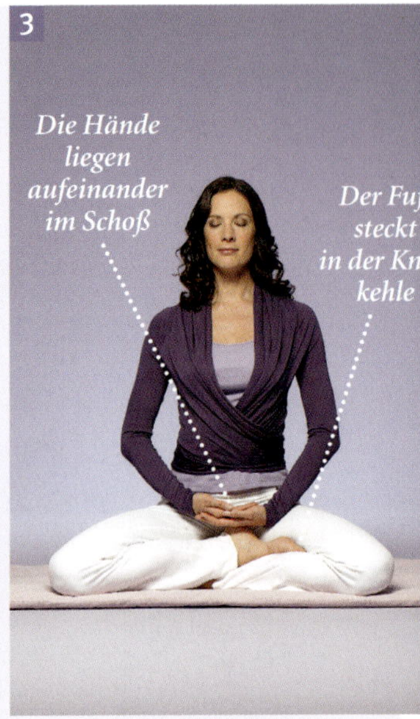
3
Die Hände
liegen
aufeinander
im Schoß
Der Fu
steckt
in der Kn
kehle

Der burmesische Sitz

Wenn Sie bewegliche Hüften und gesunde Knie haben, können Sie wahrscheinlich gut im burmesischen Sitz meditieren. Diese Haltung ist sehr günstig, da sie eine breite und stabile Basis bietet.

➤ Setzen Sie sich auf ein Meditationskissen mit einer Höhe von mindestens 15 bis 20 Zentimetern. Die Wahl einer zu flachen Sitzunterlage ist der häufigste Grund für Probleme in der Meditationshaltung. Achten Sie also bitte auf diesen Punkt.

➤ Ziehen Sie die Füße zum Becken, sodass sie voreinander mit dem Fußrücken nach unten am Boden liegen, die Fersen vor der Mittellinie des Körpers. Beide Knie sollten den Boden berühren. Richten Sie Becken, Oberkörper und Kopf auf (Seite 45/46). 1

TIPPS UND VARIATIONEN

Wenn eines der Knie nicht ganz zum Boden kommt oder wenn das Ablegen des Knies Schmerzen verursacht, erhöhen Sie Ihre Sitzunterlage. Falls das keine Verbesserung bringt, können Sie eine kleine Unterlage unters Knie legen. 2

Auf keinen Fall sollten Sie stechende Schmerzen in den Knien hinnehmen. Verändern Sie lieber die Sitzhaltung, sitzen Sie höher, oder entscheiden Sie sich für eine entlastende Position wie das Sitzen auf einem Stuhl.

Falls sich Ihre Knie wohlfühlen, können Sie den vorn liegenden Vorfuß zwischen Ober- und Unterschenkel des anderen Beins stecken. Das gibt Ihrer Haltung zusätzliche Stabilität. 3 Achten Sie auch hierbei darauf, dass beide Knie Kontakt zum Boden haben oder stabil unterlagert sind.

SITZPOSITION IM ÜBERBLICK

- Die Knie befinden sich tiefer als die Hüften.
- Die Sitzbeinhöcker sind senkrecht nach unten gerichtet.
- Der Oberkörper ist aufgerichtet.
- Die Schulterblätter schmelzen in den Rücken hinein.
- Die Hände liegen auf den Oberschenkeln oder Knien.
- Der Nacken ist lang, als würden Sie eine Wasserschale auf dem Kronenpunkt balancieren.
- Die Aufrichtung ist so weich, dass der Atem natürlich fließen kann.

Hände & Augen

➤ Die Hände können je nach Sitzhaltung auf den Oberschenkeln oder Knien abgelegt oder im Schoß ineinandergelegt werden. Manchmal ist es auch nötig, sie mit einem kleinen Kissen zu unterstützen.

➤ Die Handflächen nach oben zu richten hilft, den Schulter-Nacken-Bereich locker zu halten. Wenn die Handflächen nach unten weisen, kann das dem Oberkörper mehr Stabilität geben. Probieren Sie aus, mit welcher Variante Sie sich am wohlsten fühlen.

➤ Ich empfehle Ihnen, die Augen zu schließen. Falls Sie das nicht möchten, lassen Sie sie einen kleinen Spalt geöffnet, den Blick 2 bis 3 Meter vor sich auf den Boden oder auf Augenhöhe auf eine leere Wand gerichtet. Die Augen sollen weich und entspannt bleiben.

Die Sitzmeditation

● Track 8 **7:02 Minuten**

1. Den Atem spüren

➤ Schließen Sie die Augen mit einer verlängerten Ausatmung. Entspannen Sie die Stirn, den Kiefer und die Schultern. Spüren Sie den Kontakt der Füße zum Boden und wie das Gesäß die Unterlage berührt.

➤ Nehmen Sie nun Ihre Bauchdecke wahr, wie sie sich im Ein- und Ausströmen des Atems bewegt. Lassen Sie sich mit der Aufmerksamkeit dort nieder.

➤ Wenn es für Sie gerade stimmig ist, lassen Sie beim Atmen ein inneres Lächeln entstehen. Wenn nicht, ist das auch okay.

➤ Wenn Ihr Geist sich in Gedanken verliert, bringen Sie die Aufmerksamkeit sanft und klar zurück zu den Empfindungen des Atems.

● Track 9 **10:09 Minuten**

2. Körperempfindungen spüren

➤ Lassen Sie den Atem für kurze Zeit in den Hintergrund treten und richten Sie die Wahrnehmung auf eine deutliche Körperempfindung: ein Druckgefühl, das Sie am Gesäß oder an den Füßen im Kontakt mit der Unterlage spüren, eine andere Empfindung wie Jucken oder auch etwas Unangenehmeres.

➤ Versuchen Sie, diese Empfindung neugierig und interessiert zu untersuchen. Richten Sie Ihre gebündelte Aufmerksamkeit wie einen Laserstrahl dorthin, wo Sie die Empfindung am deutlichsten spüren. Erforschen Sie deren Eigenschaften. Sie brauchen keine Worte dafür zu finden, es reicht, wenn Sie ganz genau spüren ... Wenn Bewertungen oder innerer Widerstand entstehen, bemerken Sie auch das. Machen Sie sich den Unterschied bewusst zwischen der bloßen Empfindung und den Gedanken darüber. Bleibt die Empfindung gleich – oder verändert sie sich?

➤ Bleiben Sie noch für ein paar Atemzüge im Spürkontakt damit. Dann lassen Sie sich mit der Aufmerksamkeit wieder klar und behutsam auf den Wellen des Atems nieder.

➤ Falls Sie spüren, dass Ihre Körperhaltung nachlässt, richten Sie sich im Zeitlupentempo wieder auf, während Sie sich vollkommen auf die Bewegung dabei konzentrieren.

3. Den Körper als Ganzes spüren

➤ Lassen Sie das Feld Ihrer Aufmerksamkeit größer werden und bemerken Sie alle Körperempfindungen – vom Kronenpunkt bis zu den Zehenspitzen. Spüren Sie den Körper als Ganzes, sitzend und atmend.

➤ Lassen Sie einfach alle Wahrnehmungen wie Wolken durch den weiten Himmel Ihres Gewahrseins ziehen: Körperempfindungen, Geräusche, Stimmungen und Gedanken.

➤ Verdichten Sie nun die Aufmerksamkeit wieder dort, wo Sie den Atem am deutlichsten spüren. Wie fühlt er sich jetzt gerade an?

➤ Mit einer Einatmung lassen Sie die Augenlider wieder aufgehen.

Für Fortgeschrittene

➤ Fassen Sie den Entschluss, sich für die Zeitdauer einer Sitzung körperlich vollkommen still zu halten. Bewegen Sie nicht einmal den kleinen Finger. Das wird Ihre Konzentration deutlich schärfen. In einem unbewegten Körper kommt der Geist automatisch zur Ruhe.

➤ Sie können den ersten Teil der Sitzmeditation als »Startrampe« für Ihre eigene Meditation nutzen. Programmieren Sie Ihren CD-Spieler nur auf den 8. Track.

➤ Wenn Sie mit dem Prozess der Meditation schon vertraut sind, können Sie ohne CD üben. Stellen Sie sich einen Wecker, der Sie ans Ende der Meditationsperiode erinnert.

➤ Dehnen Sie die Dauer Ihrer Sitzmeditation langsam aus. Die Faustregel lautet: Solange Sie gut sitzen können – plus fünf Minuten. Steigern Sie die Zeit nach und nach auf 45 bis 60 Minuten.

➤ Sie können sich auf bestimmte Aspekte der Meditation besonders konzentrieren, zum Beispiel darauf, die abschweifenden Gedanken möglichst früh zu erfassen, die Meditationsobjekte sorgfältig zu benennen oder die Dinge mit einem Lächeln und innerem Abstand zu betrachten.

➤ Lesen Sie die »Grundhaltungen der Achtsamkeit« (Seite 12) und versuchen Sie, die entsprechende Qualität auf Ihre Meditation anzuwenden.

Die Technik des Benennens

Immer wieder werden wir aus der Wahrnehmung des gegenwärtigen Moments in den Sog von Gedanken, Gefühlen und Fantasien hineingezogen. Bei der Achtsamkeitsmeditation geht es darum, einen kleinen Schritt zurückzutreten und die Inhalte des Erlebens gleichsam aus der Perspektive eines inneren Beobachters zu betrachten. Dazu kann die Technik des Benennens von großem Nutzen sein. Denn wenn Sie das, was Ihre Aufmerksamkeit in seinen Bann gezogen hat, erkennen und beim Namen nennen, verliert es seine Sogwirkung auf Sie.

Gedanken benennen

➤ Wenn in der Meditation Gedanken auftreten, die sich nicht ohnehin auflösen, sobald Sie sie bemerken, können Sie diese mit einer kleinen inneren Notiz wie »denken, denken« versehen. Diese Art, Gedanken zu benennen, hilft, Abstand von den Inhalten des Denkens zu schaffen.

Es kann sehr befreiend sein, zu erkennen, dass Sie nicht Ihre Gedanken sind. In der Meditation können Sie erleben, wie jene Denkprozesse, mit denen wir uns so oft identifizieren, in ihrem eigenen Rhythmus entstehen und vergehen. So gewinnen Sie auch Abstand zu den Gedanken und inneren Sätzen, die nicht hilfreich sind.

➤ Sie können das Benennen auch noch genauer machen, indem Sie die Gedanken unterteilen in solche, die sich mit der Vergangenheit, und solche, die sich mit der Zukunft befassen. Benutzen Sie die inneren Worte »erinnern, erinnern« oder »planen, planen«.

➤ Natürlich gibt es die Möglichkeit, noch differenziertere Benennungen für die Gedanken zu finden, jedoch empfehle ich Ihnen, das nicht zu tun. Sonst laufen Sie Gefahr, ins Nachdenken und Analysieren zu kommen, anstatt reines Beobachten zu üben.

➤ Eine weitere Möglichkeit besteht darin, Gedanken einfach ziehen zu lassen, so wie Wolken, die durch das weite Blau des Himmels gleiten.

Die Atembewegung benennen

➤ Sie können auch das Auf und Ab der Bauchdecke benennen. Begleiten Sie die Atembewegung mit der sanften inneren Notiz »ein, aus« oder »heben, senken«. Das kann Ihnen helfen, noch präziser beim Atem zu bleiben, und stärkt die Konzentration.

➤ Achten Sie darauf, dass weiterhin der größte Teil Ihrer Aufmerksamkeit, ungefähr 90 Prozent, in die Empfindungen des Atmens fließt.

➤ Das Benennen soll nur eine Unterstützung sein, um Ihren Geist in der Spur zu halten. Es hat sich in der Erfahrung vieler Meditierender als sehr hilfreich erwiesen. Falls Sie mit dem Benennen nicht zurechtkommen, lassen Sie es für den Moment einfach beiseite und versuchen es nach einiger Zeit aufs Neue.

Mit Hindernissen umgehen

Wenn andere Wahrnehmungen deutlich in den Vordergrund treten – wie unangenehme Körperempfindungen, Geisteszustände oder Emotionen –, können Sie diese für kurze Zeit (etwa ein bis zwei Minuten) zum Meditationsobjekt machen und sie genauer erforschen. Danach verankern Sie die Aufmerksamkeit wieder in den Empfindungen des Atmens.

Unangenehme Körperempfindungen

Im Umgang mit unangenehmen Körperempfindungen wird ein sehr wichtiges Prinzip der Achtsamkeitspraxis deutlich: Wenn wir auf eine unangenehme Erfahrung mit nicht hilfreichen Gedanken und Gefühlen reagieren und uns in diese inneren Widerstände hineinsteigern, vergrößern wir damit unser Leiden. »Schmerz ist unvermeidlich, Leiden ist freigestellt«, sagt der Dalai Lama.

➤ Bemerken Sie, ob sich ein körperlicher Widerstand gegen die unangenehme Empfindung aufbaut. Nimmt die Anspannung in Nacken, Kiefer oder Bauch zu? Falls ja, lassen Sie diese mit einer tiefen Ausatmung los.

➤ Falls Sie Bewertungen oder inneren Widerstand gegenüber einer unangenehmen Empfindung bemerken, machen Sie sich den Unterschied bewusst zwischen der bloßen Empfindung und Ihren Gedanken darüber. Kommen Sie zurück zur reinen Beobachtung dessen, was Sie im Körper spüren.

➤ Versuchen Sie, der Empfindung in einer möglichst neutralen, interessierten Haltung zu begegnen und sie genau zu untersuchen. Wie fühlt sich das an? Ist es prickelnd, drückend oder angespannt? Es kann auch hier hilfreich sein, die deutlichste Qualität der Empfindung neutral zu benennen, zum Beispiel mit »Druck, Druck« oder »Anspannung, Anspannung«. Bemerken Sie, was geschieht, wenn Sie während einiger Atemzüge dabeibleiben. Viele Übende erleben, dass sich die Empfindung mit der Zeit von selbst verändert und ihre unangenehme Qualität nachlässt oder gar verschwindet.

➤ Wenn eine unangenehme Empfindung so stark ist, dass Sie nicht mit ihr üben möchten, können Sie die Wahrnehmung auch auf einen Körperteil richten, der weit davon entfernt ist.

➤ Natürlich können Sie auch jederzeit Ihre Sitzhaltung verändern, um eine angenehmere Position zu finden. Vollziehen Sie die entsprechenden Bewegungen sehr achtsam und im Zeitlupentempo, und achten Sie währenddessen auch ganz genau darauf, wie sich die Empfindung verändert.

Emotionen erkennen

Für Emotionen gilt in der Meditation das gleiche Prinzip wie für Körperempfindungen: sich nicht mit diesen identifizieren, sondern sie in einer möglichst annehmenden Haltung beobachten. Dann können Sie erforschen, wie die Emotionen sich in Körper und Geist manifestieren. Bei starken Emotionen dienen

Ihnen die Körperempfindungen als Anker, auf den Sie sich konzentrieren können.

➤ Wie nehmen Sie diese Zustände körperlich wahr? Wie fließt Ihr Atem?

➤ Welche Gedanken, kommentierenden Stimmen oder inneren Bilder gehen mit der Emotion einher? Benennen Sie die Emotion mit: »Da ist Angst/Wut/Trauer/Freude.«

➤ Beobachten Sie auch, dass diese Zustände in Wellen verlaufen und vergänglich sind, genau wie alle anderen Phänomene, die Sie in der Meditation beobachten. Manchmal kann ein Zustand sehr stark werden – und bald darauf endet er wieder, als wäre nichts gewesen.

➤ Wenn die gleiche Emotion in der Meditation häufig auftritt, empfehle ich Ihnen, den Abschnitt über den Umgang mit Emotionen im dritten Kapitel (Seite 66) zu lesen und sich mithilfe des Päckchenpackens auf Seite 34 gezielt damit zu befassen. Vermischen Sie jedoch die Sitzmeditation nicht mit dem Päckchenpacken! Die Sitzmeditation ist eine Übung, die dem reinen Beobachten dient.

Unruhe und Müdigkeit

Müdigkeit und Unruhe sind charakteristische Geisteszustände für den Beginn einer Meditationspraxis.
Müdigkeit geht oft mit einer nebligen, grauen und dumpfen Qualität im Geist einher. Sie wird meist von einem Gefühl der Schwere und Mattigkeit im Körper begleitet.

Das Gegenteil davon ist Unruhe oder Rastlosigkeit, die besonders gegen Ende der Sitzung verstärkt auftritt. Sie geht meistens einher mit in die Zukunft gerichtetem Denken. Körperlich zeigt sich die Unruhe oft in einem Kribbeln in den Armen und einem sehr starken Drang, die Position zu verändern.

➤ Versuchen Sie, dem Impuls, sich zu bewegen, bewusst zu widerstehen und so still wie möglich sitzen zu bleiben. Jede unnötige Bewegung in der Meditation wird Ihre Konzentration nämlich schwächen.

➤ In jedem Fall konzentrieren Sie sich intensiv darauf, wie sich der entsprechende Geisteszustand körperlich manifestiert. Das wird Ihnen helfen, sich aus der Identifikation damit zu lösen.

➤ Sie können hier auch die Technik des Benennens anwenden. Machen Sie innerlich eine kleine Notiz: »Müdigkeit, Müdigkeit«, »Unruhe, Unruhe« oder »Bewegungsdrang, Bewegungsdrang«.

Wenn die Gedanken lange und häufig abschweifen

➤ Es kann vorkommen, dass Sie während einer Achtsamkeitsübung mehrere Minuten lang in Gedanken versinken, bevor Sie sich dessen bewusst werden. Wenn Ihnen das auffällt, empfehle ich Ihnen, nicht darauf zu blicken, dass Sie abgedriftet waren, sondern auf die Tatsache, dass Sie wieder aufgewacht sind. Freuen Sie sich über jeden einzelnen Moment des Achtsamseins!

➤ Wenn ein bestimmtes Thema in Ihren Gedanken immer wieder auftritt, kann es sinnvoll sein, sich nach der Meditation damit gezielt zu befassen, indem Sie das Päckchenpacken anwenden (Seite 34). Halten Sie allerdings beide Übungen ganz klar getrennt!

Wollen und Anhaften

Gelegentlich kann es sein, dass Sie eine Sitzmeditation erleben, die konzentrierter und klarer ist als die meisten anderen. An diesem Punkt ist die Gefahr groß, diese Erfahrung reproduzieren zu wollen. Meditation ist aber ein subtiler Prozess, der sich am besten in einer Haltung der Absichtslosigkeit entfaltet. Jedes Wollen in der Meditation wird genau den gegenteiligen Effekt haben. Genauso wie Sie gegen keine unangenehme Erfahrung kämpfen sollten, vermeiden Sie es, an angenehmen Erfahrungen anzuhaften!

Störung durch Geräusche

Eine stille Umgebung unterstützt die Konzentration. Wenn aber Geräusche in den Vordergrund Ihrer Wahrnehmung treten und es Ihnen unmöglich ist, sich auf den Atem zu konzentrieren, können Sie die Aufmerksamkeit für ein bis zwei Minuten aufs Hören lenken:

➤ Um sich nicht in Vorstellungen und Gefühlen zu verlieren, ist es wichtig, sich auf den reinen akustischen Reiz zu konzentrieren und ihn von Ihrer Reaktion darauf zu trennen. Der Geist spinnt gerne und eifrig Geschichten um das Gehörte. Ärger kann sehr schnell entstehen, wenn wir etwas hören, das uns stört. Lassen Sie die Klänge einfach zu sich kommen wie eine Antenne, welche die Schallwellen nur aufnimmt, ohne irgendetwas hinzuzufügen. Nehmen Sie einfach nur wahr, wie Geräusche entstehen, eine Weile da sind, sich verändern und sich wieder auflösen.

➤ Wenn Sie sehr lärmempfindlich sind oder in einer lauten Umgebung meditieren, sind Ohrenstöpsel von großem Wert.

Wenn die Haltung zusammensinkt

➤ Falls Sie während der Übung bemerken, dass Ihre Körperhaltung eingeknickt ist, richten Sie sich im Zeitlupentempo wieder auf, während Sie sich vollkommen auf den Bewegungsablauf konzentrieren. Jede schnelle Bewegung während der Meditation wird nämlich Ihre Konzentration schwächen!

➤ Machen Sie regelmäßig Haltungsübungen (Seite 31, 39, 44 ff.) und kräftigen Sie Ihre Rückenmuskulatur. Mit der Zeit werden Sie problemlos länger aufrecht sitzen können!

Wenn sich der Atem verkrampft

Phasenweise ist es ganz normal, dass sich die Bauchdecke verkrampft und angespannt anfühlt. Höchstwahrscheinlich wird sich der Zustand von allein ändern. Sie können allerdings auch folgende Hinweise beachten:

➤ Oft ist es hilfreich, höher zu sitzen, sodass der Oberkörper aufrecht ist und sich der Bauchraum ungehindert ausdehnen kann.

➤ Um Anspannung zu lösen, lehnen Sie sich an oder wählen Sie die Rückenlage.

➤ Legen Sie die Hände auf den Bauch und konzentrieren Sie sich auf die Berührungspunkte. Tun Sie das ein bis zwei Wochen, und lassen Sie die Hände dann wieder weg.

➤ Machen Sie vor der Meditation ein paar Lockerungsübungen wie die Gazelle (Seite 30) oder Dehnungen, die den Brustkorb weiten, wie das Krokodil (Seite 32).

Taubheit von Beinen oder Armen

Wenn ein Bein taub wird oder zu kribbeln beginnt, ist das in der Regel eine Folge davon, dass durch die Sitzposition Druck auf die entsprechenden Blutgefäße und Nerven ausgeübt wird. Dieser Druck entsteht meistens an der Kante der Sitzunterlage, gelegentlich auch durch ein starkes Abbiegen des Knies.

➤ Seien Sie beruhigt, es besteht keine Gefahr irgendeiner Schädigung, wenn Sie nicht länger als eine Stunde am Stück sitzen.

➤ Abhilfe schafft oft eine höhere Sitzunterlage mit einer weichen Kante oder ein sichelförmiges Meditationskissen, das keinen Druck auf die Rückseite der Oberschenkel ausübt.

➤ Belasten Sie das Bein nach der Meditation erst wieder, wenn sich das Gefühl eingestellt hat. Das kann ein bis zwei Minuten dauern.

➤ Manchmal lässt das Körpergefühl in den Händen und Armen oder im ganzen Körper nach. Das ist ein Anzeichen dafür, dass Ihre Konzentration stärker wird. Sie sollten sich nicht bewegen, um das Gefühl wiederherzustellen. Im Gegenteil, bleiben Sie still sitzen und nutzen Sie diesen gesammelten Zustand, um ganz detailliert die Atembewegung wahrzunehmen. Konzentrieren Sie sich speziell auf die Endphase der Ein- und Ausatmung.

Was tun bei Schmerzen im Rücken?

➤ Wenn Sie beim Sitzen Schmerzen im Rücken bekommen, gehen Sie zunächst noch einmal alle Hinweise des Abschnitts zur Sitzhaltung Schritt für Schritt durch (ab Seite 44).

➤ Gehen Sie vor, wie unter »Unangenehme Körperempfindungen« beschrieben (Seite 52). Die meisten Schmerzen während der Meditation lösen sich von selbst auf, wenn Sie sie geduldig und neutral beobachten.

➤ Haltungsübungen und Kräftigung der Rückenmuskulatur helfen, gute Voraussetzungen fürs Sitzen zu schaffen, und lindern oftmals entsprechende Beschwerden, die bei der Sitzmeditation auftreten. Bereiten Sie sich am besten immer mit achtsamen Bewegungsübungen vor (Seite 28 bis 33).

➤ Sie können auch angelehnt sitzen mit der Unterstützung einer Wand oder Stuhllehne.

➤ Falls Rückenschmerzen oder Taubheitsgefühle in Arm oder Bein nach der Übung bestehen bleiben, sollten Sie einen Arzt befragen.

➤ Wenn das Sitzen für Sie aus gesundheitlichen Gründen nicht möglich ist, wechseln Sie zwischen Gehmeditation und Bodyscan ab.

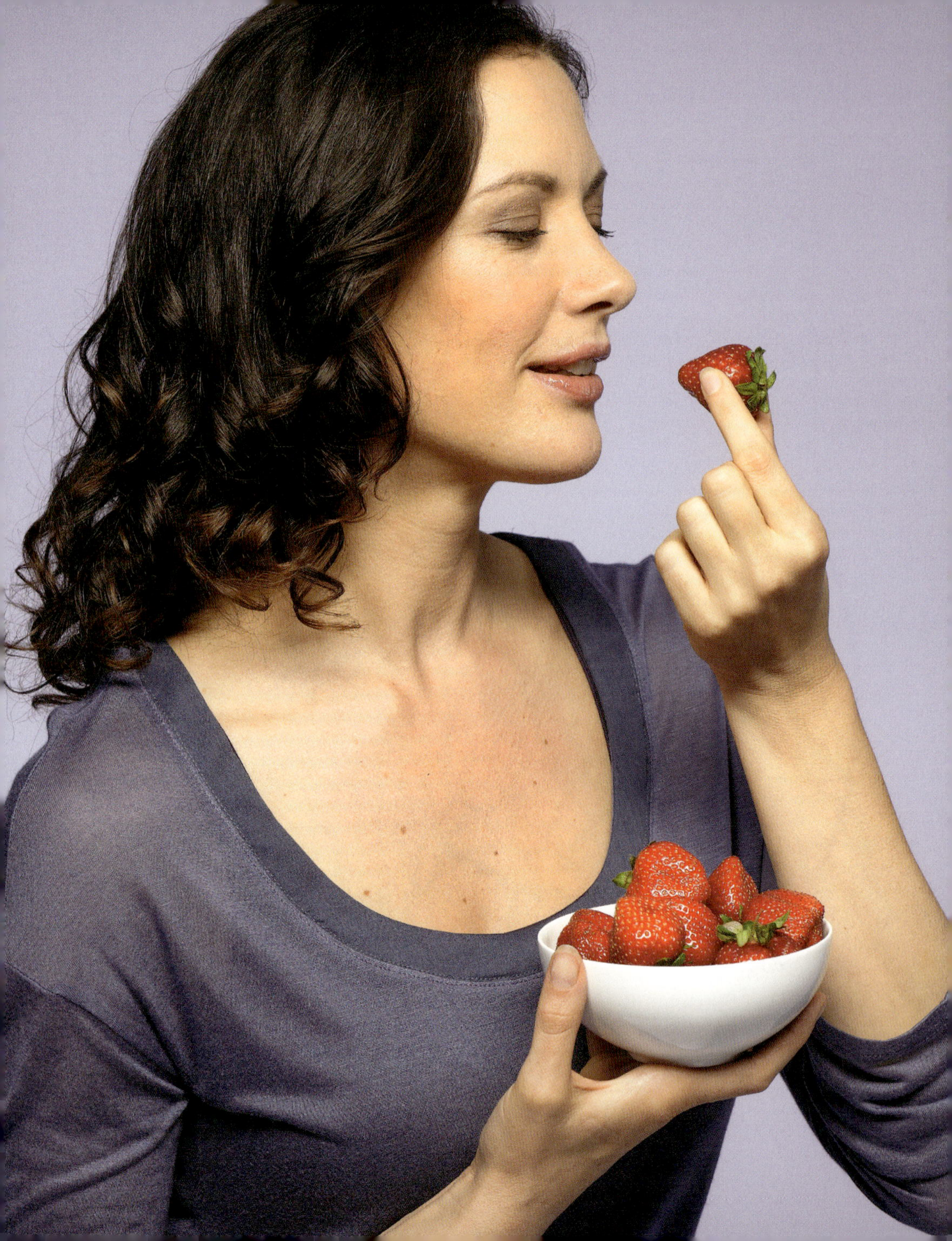

ACHTSAMKEIT IM ALLTAG

Die formellen Übungen und die Achtsamkeit im Alltag gehören zusammen wie Training und Spiel – sie ergänzen sich und beflügeln einander. Je stärker Sie in der Geisteshaltung der Achtsamkeit verwurzelt sind, desto klarer und wirksamer werden Sie den Herausforderungen Ihres Alltags begegnen können.

KLEINE DINGE VERÄNDERN

Im Folgenden finden Sie einige Beispiele, wie Sie verschiedene Aspekte Ihres Alltagslebens mit Achtsamkeit bereichern können. Die Alltagsachtsamkeit kostet fast keine zusätzliche Zeit, und mit ein bisschen Übung lässt sie in der jeweiligen Situation mehr Ruhe und Klarheit entstehen. Probieren Sie die Anregungen aus und entscheiden Sie sich dann, jene beizubehalten, die am besten in Ihr Leben passen und die Sie als bereichernd empfinden.

Mit Gewohnheiten spielen

In der »Landschaft« unserer Möglichkeiten, zu denken und zu handeln, sind Gewohnheiten wie Wege, auf denen wir häufiger gehen als auf anderen. Mit der Zeit werden diese zu Autobahnen, die wir ständig benutzen, während alle anderen Wege in Vergessenheit geraten. Deshalb empfehle ich Ihnen, immer wieder mit Ihren Gewohnheiten zu spielen und bewusst Dinge auf eine ungewohnte Art zu machen. Indem Sie das tun, können Sie sich an die Tatsache erinnern, dass Sie die einzige Person sind, die Ihr Leben gestalten und in neue Bahnen lenken kann.

➤ Nehmen Sie neue Wege, egal, ob Sie spazieren gehen, wandern oder zur Arbeit fahren.

➤ Suchen Sie neue Sichtweisen auf eine vertraute Umgebung und bekannte Situationen.

➤ Was wäre das Gegenteil Ihrer gewohnten Reaktion in einer bestimmten Situation? Probieren Sie es aus!

➤ Verändern Sie den Ablauf Ihrer täglichen Routine in kleinen Punkten.

Unterwegs achtsam sein

Statt Radio zu hören oder sich mit Gedanken an gestern und morgen zu befassen, können Sie die Zeiten im Auto oder in anderen Verkehrsmitteln nutzen, um bei sich selbst anzukommen.

➤ Schalten Sie das Radio und das Mobiltelefon aus, während Sie mit dem Auto fahren. Genießen Sie die Ruhe, den Raum nur für sich, und seien Sie ganz aufmerksam für den Prozess des Fahrens.

➤ Entschleunigen Sie! Fahren Sie 5 km/h unter der erlaubten Höchstgeschwindigkeit und bleiben Sie auf der rechten Spur. Wenn Sie mit dem Fahrrad oder zu Fuß unterwegs sind, fahren oder gehen Sie ab und zu im »Minus-10%-Modus«: Reduzieren Sie Ihre normale Geschwindigkeit ein wenig. Beobachten Sie, wie sich das auf Ihre Atmung und auf die Spannung in Ihrem Körper auswirkt.

➤ Wenn Sie an eine rote Ampel kommen, nutzen Sie die Zeit, um sich in Ihrem Atem zu verankern. Lehnen Sie sich zurück, entspannen Sie sich ein wenig, und nehmen Sie auch die Umgebung und den Himmel wahr.

➤ Freuen Sie sich über die geschenkte Übungszeit, wenn Sie irgendwo warten müssen, sei es in der Schlange im Supermarkt, im Aufzug oder auf der Rolltreppe. Stehen Sie in der Berghaltung (Seite 39), bemerken Sie den Kontakt Ihrer Füße zum Boden und spüren Sie Ihren Atem. So werden Sie der Situation gelassener begegnen können.

Sich Übergänge bewusst machen

Was tun Sie als Erstes, wenn Sie von der Arbeit oder von einer Besorgung nach Hause kommen? Viele Menschen verfallen gleich in die nächste Aktivität oder stürmen zum Kühlschrank. Es kann sehr hilfreich sein, an dieser Stelle ein kurzes Ritual einzufügen, das Ihnen wirklich guttut und das Sie auf Ihren privaten Lebensbereich einstimmt.

➤ Nehmen Sie sich Zeit, um Ihre Familie oder Mitbewohner zu begrüßen.

➤ Wechseln Sie die Kleidung, machen Sie eine kleine Bewegungsübung, meditieren Sie ein paar Minuten oder ruhen Sie sich einfach in Stille auf dem Sofa aus.

➤ Die Übung des Päckchenpackens (Seite 34) ist eine sehr wirksame Übung, um die Arbeit in der Arbeit zu lassen und Abstand von den Themen des Tages zu gewinnen. So bekommen Sie den Kopf frei für Menschen und Aktivitäten, die Ihnen am Herzen liegen und die Ihrem Wohlergehen zuträglich sind.

Achtsam essen

Unter Stress nehmen sich viele Menschen keine Zeit mehr für die Mahlzeiten: Sie essen schnell, nebenbei und unterwegs. »To go« ist weit verbreitet. Aber durch eine nebenbei heruntergeschlungene Mahlzeit erfahren wir natürlich kein Gefühl der Zufriedenheit. Das geschieht nur, wenn wir dem Vorgang des Essens Achtsamkeit schenken.

➤ Entscheiden Sie sich, Ihre Mahlzeiten – wann immer möglich – ohne Ablenkungen wie Fernsehen, Radio oder Zeitung zu sich zu nehmen.

➤ Halten Sie einen Moment vor dem Essen inne. Machen Sie sich bewusst, was alles nötig war, um diese Nahrung auf Ihren Teller zu bringen. Bei einer Scheibe Brot zum Beispiel gehörten der Regen und der Sonnenschein genauso dazu wie die Mineralien aus der Erde. Viele kleine Tiere sind während des Säens und Erntens gestorben. Der Bauer, der Müller und all die Menschen, die sich um den Transport und Verkauf kümmern, waren beteiligt. Ohne diese wäre die Nahrung nicht entstanden und zu Ihnen gekommen. Indem Sie dieses Lebensmittel zu sich nehmen, gehen Sie eine innige Verbindung mit allem ein, was an seiner Herstellung beteiligt war. Vielleicht entsteht ein Gefühl von Verbundenheit und Dankbarkeit in Ihnen.

➤ Der Körper braucht ungefähr 20 Minuten, um ein Gefühl von Sättigung zu empfinden. Wenn Sie langsamer essen, werden Sie feststellen, dass Sie weniger Nahrung brauchen, um satt zu werden, und sich außerdem zufriedener fühlen.

Einen Bissen ganz auskosten

Nehmen Sie bei einer Mahlzeit am Tag einen Bissen ganz achtsam zu sich:

➤ Betrachten Sie die Farbe und Form. Riechen Sie an dem Bissen. Die Vorstellung, Sie würden so etwas zum ersten Mal wahrnehmen, kann helfen, Ihre Neugier zu wecken.

➤ Während Sie kauen, legen Sie das Besteck oder das Stück Brot aus der Hand!

➤ Schließen Sie die Augen und versuchen Sie, Zutaten, Gewürze und verschiedene Geschmackskomponenten herauszuschmecken, so wie ein Weinkoster.

➤ Kauen Sie den Bissen etwa zehn- bis zwanzigmal. Achten Sie dabei auf die Bewegung Ihres Kiefers.

➤ Wie weit können Sie die Nahrung in Ihrer Speiseröhre spüren, wenn Sie schlucken?

➤ Wie lange können Sie den Nachgeschmack wahrnehmen? Wie ist Ihre Stimmung nach diesem achtsamen Bissen?

➤ Kinder sind oft für achtsames Essen zu begeistern. Machen Sie die Übung zusammen mit Ihrer Familie.

Die Atempause

Diese Übung stammt aus dem MBCT-Konzept (Mindfullness Based Cognitive Therapie = achtsamkeitsbasierte kognitive Therapie). Es ist an die MBSR-Methode angelehnt und wurde von Zindel Segal, John Teasdale und Marc Williams speziell zur Behandlung von Depressionen entwickelt.
Die »Atempause« ist eine Art Miniversion der Sitzmeditation von Seite 43 und ein sehr hilfreiches Werkzeug im Alltag. Sie können die Übung auch in Stresssituationen, bei schwierigen Emotionen oder wenn Sie von der Arbeit nach Hause kommen, anwenden. Sie besteht aus den folgenden drei Schritten, die jeweils etwa eine Minute dauern:

1. Schließen Sie die Augen, wenn die Situation es erlaubt, und machen Sie eine kurze Momentaufnahme Ihrer Befindlichkeit:

- Wo sind Sie gerade mit Ihren Gedanken? Wie ist Ihre Stimmung? Welche Emotion spüren Sie im Moment? Wie ist der Atem? Wo spüren Sie Spannungen im Körper?
- Versuchen Sie anzunehmen, was auch immer Sie bemerken, selbst wenn es unangenehme Zustände sind. Vielleicht hilft Ihnen ein inneres Lächeln dabei.

2. Verankern Sie die Wahrnehmung nun in der Bewegung der Bauchdecke im Atemfluss.

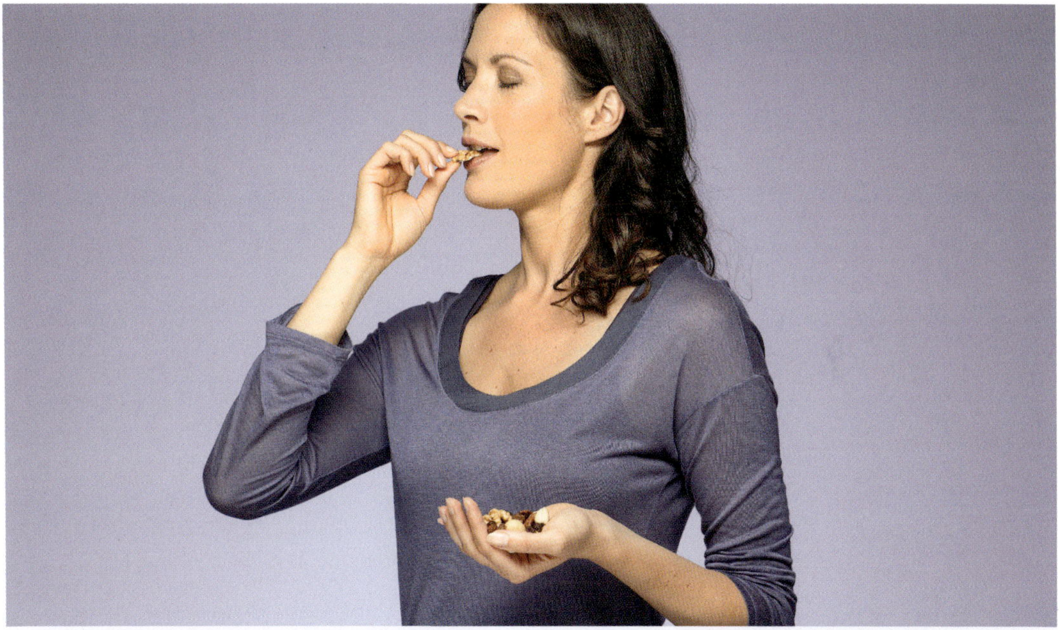

Machen Sie es sich zur Gewohnheit, jeden Tag zumindest einen Bissen ganz achtsam zu verspeisen.

3. Weiten Sie dann die Aufmerksamkeit aus und lassen Sie langsam den ganzen Körper in das Feld Ihrer Aufmerksamkeit kommen. Bemerken Sie alle Körperempfindungen, die vom Kopf bis zu den Zehenspitzen spürbar sind, ohne sie zu bewerten. Verweilen Sie so fünf bis zehn Atemzüge lang.
Versuchen Sie anschließend, eine Prise Achtsamkeit aus der Übung mit in Ihre nächste Aktivität zu nehmen.

Geben Sie sich Wertschätzung!

Oft blicken wir allzu genau auf das, was nicht perfekt läuft, während wir unsere guten Taten und unser Engagement als etwas Selbstverständliches betrachten. Achtsamkeit in vielen Bereichen des Lebens zu üben, ist eine wirklich herausfordernde Aufgabe. Geben Sie sich bitte regelmäßig Anerkennung und Wertschätzung für all Ihren Einsatz.

➤ Machen Sie sich nach einer Übung oder wenn Sie abends im Bett liegen, noch mal bewusst, was Sie geleistet haben. Selbst wenn nicht alles zu Ihrer Zufriedenheit gelaufen ist: Versuchen Sie, Ihre positiven Absichten und Ihren Einsatz zu würdigen! Schauen Sie auf den Käse, nicht auf die Löcher darin.

➤ Versuchen Sie auch, die Bemühungen Ihrer Kollegen und Angehörigen zu bemerken. Und entscheiden Sie sich dafür, mindestens einmal am Tag Ihrer Wertschätzung mit Worten oder Gesten Ausdruck zu verleihen.

WIE SIE ACHTSAM STRESS BEWÄLTIGEN

Laut Stressforschung wird unsere Gesundheit am nachhaltigsten davon beeinflusst, wie wir mit immer wiederkehrenden Herausforderungen des Alltags umgehen. Hier finden Sie einige Hinweise, wie Sie Stresssituationen mit Achtsamkeit besser bewältigen können.

Die eigenen Stressmuster verstehen

Um eine Reaktion positiv beeinflussen zu können, ist es zunächst einmal wichtig, die entsprechenden Muster kennenzulernen.

➤ Machen Sie eine Liste, in der Sie links bis zu drei Ihrer häufigsten Stress auslösenden Situationen notieren und rechts daneben Ihre entsprechenden Reaktionen:

- Auf welche speziellen Reize oder Auslöser reagieren Sie? Seien Sie möglichst präzise.
- Wie sind Ihre körperlichen Reaktionen: Verändert sich die Muskelspannung? Wie fühlen sich Nacken und Bauch an? Wie verhält sich der Atem? Beginnen Sie zu schwitzen? Bemerken Sie irgendwelche anderen körperlichen Symptome?
- Welche Emotionen tauchen auf: Reagieren Sie mit Wut oder eher ängstlich? Werden Sie traurig? Entsteht Freude angesichts der Herausforderung?
- Welche Gedanken, Bewertungen und inneren Sätze gehen Ihnen durch den Kopf?
- Wie verhalten Sie sich spontan: Werden Sie nervös? Lenken Sie sich ab? Verdrängen Sie das Ganze durch Suchtverhalten? Drücken Sie Ihre Gefühle aus oder schlucken Sie sie herunter? Ziehen Sie sich zurück?
- Was ist eigentlich Ihr Bedürfnis in der Situation? Was täte Ihnen gut?

Innehalten

Indem Sie kurz innehalten und die Konzentration auf den Atem lenken, können Sie lernen, die normalerweise automatisch ablaufenden Reaktionen im Denken, Fühlen und Handeln zu unterbrechen und bewusster zu steuern. Dabei treten Sie innerlich einen kleinen Schritt zurück und schaffen Abstand zur Situation. Das ermöglicht Ihnen, sich bewusst für die eine oder andere Art des Reagierens zu entscheiden.

- Richten Sie in der Situation die Aufmerksamkeit drei bis fünf Atemzüge lang nach innen. Lenken Sie die Aufmerksamkeit weg vom Stress auslösenden Reiz und konzentrieren Sie sich intensiv auf Ihre Füße und auf den Atem. Damit lösen Sie die im ersten Kapitel beschriebene körperlich-geistige Entspannungsreaktion aus (Seite 9).

- Legen Sie eine »Atempause« ein (siehe Seite 60). Entscheiden Sie dann, wie Sie reagieren möchten.

- Körperübungen sind ein weiteres, äußerst wirkungsvolles Mittel, um die Stressreaktion des Organismus zu neutralisieren und um zu verhindern, dass sich eine innere Ladung anstaut. Je früher Sie so für Ausgleich sorgen, desto gesünder ist das für Ihr System.

- Im Zweifelsfall gehen Sie auf die Toilette, um ungestört eine Körperübung machen oder eine »Atempause« einlegen zu können.

Mit dem Blickwinkel spielen

Manchmal fahren wir uns in einer Sichtweise fest, die unverhältnismäßig ist oder uns bei der Lösung einer schwierigen Situation nicht unterstützt. Indem Sie bewusst Ihren Blickwinkel verändern, können Sie die Situation für sich umdeuten und beginnen, die Chancen darin zu sehen. Vielleicht möchten Sie sich auch eine Liste solcher Gedanken an Ihrem Arbeitsplatz aufhängen und sich davon anregen lassen, wenn Sie einen Perspektivwechsel brauchen. Hier ein paar Beispiele:

- Ersetzen Sie das Wort »Problem« durch »Herausforderung«.

- Fragen Sie sich: »Inwiefern könnte das, was passiert, genau richtig sein für mich?«

- Betrachten Sie eine schwierige Situation als Lernmöglichkeit und einen schwierigen Mitmenschen als Lehrmeister. Fragen Sie sich: »Was könnte ich hier lernen?«

- Wenn das Leben ein großes Trainingsprogramm in Weisheit und Mitgefühl wäre, wie könnte Ihre aktuelle Lektion lauten?

Verändern Sie spielerisch Ihre gewohnte Sichtweise auf ein Thema. Das Ergebnis könnte Sie überraschen!

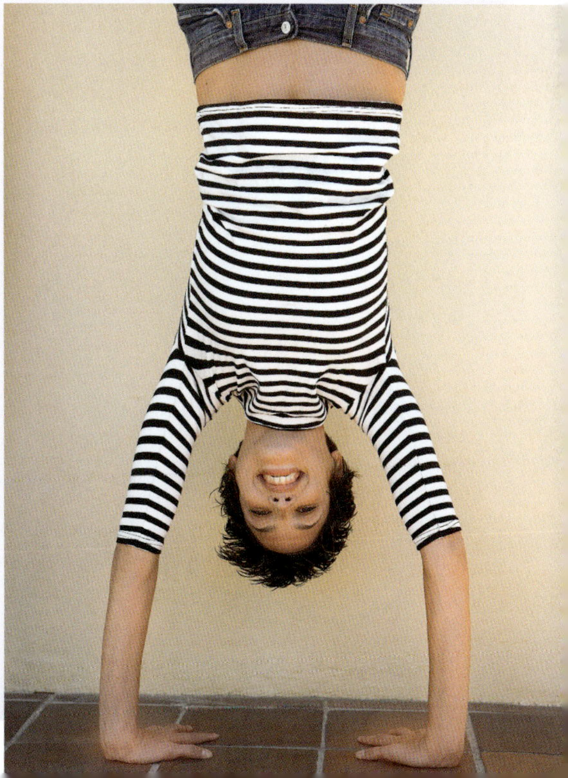

➤ Stellen Sie sich vor, Sie würden als weiser 90-Jähriger wohlwollend auf diese Situation blicken. Was würden Sie sich raten?

➤ Sagen Sie sich den Satz: »Wer weiß, wozu es gut ist!«, und öffnen Sie sich für die vielleicht jetzt noch nicht sichtbaren Chancen, die eine schwierige Situation meistens mit sich bringt.

➤ Fügen Sie das Wörtchen »noch« ein. So wird beispielsweise der Satz »Ich kann das nicht« zu »Ich kann das noch nicht«.

Der »innere Kritiker«

Viele Menschen nehmen – mehr oder weniger bewusst – eine kritische, abwertende oder antreibende innere Stimme in sich wahr. Erkennen Sie den einen oder anderen Satz aus der folgenden Reihe wieder?

»Sei perfekt! Sei schnell! Streng dich gefälligst an! Du wirst versagen! Du musst es allein schaffen! Du bist nicht gut genug! Du musst es allen recht machen!«

In der Psychologie wird dieser Persönlichkeitsanteil »Innerer Kritiker« oder »Über-Ich« genannt. Er entsteht in der Kindheit, indem Vorstellungen und Bewertungen der Eltern oder anderer wichtiger Bezugspersonen verinnerlicht werden. Seine Aussagen sind immer gleichbleibend – wie eine Schallplatte mit einem Kratzer. Wenn Sie den Inhalten dieser Sätze Glauben schenken, kann Sie das stark unter Druck setzen oder sogar lähmen.

➤ Daher besteht der erste und wichtigste Schritt darin, zu erkennen, wenn der innere Kritiker am Werk ist. Um dann den nötigen Abstand zu schaffen, können Sie die Technik des Benennens anwenden (»Ah, mein innerer Kritiker«). Vielleicht möchten Sie auch einen Spitznamen für ihn suchen und ihn dann schmunzelnd so benennen.

➤ Horchen Sie für ein paar Tage auf Kritikersätze und machen Sie eine Liste davon.

➤ Obwohl er so unangenehm auftritt, hat dieser innere Kritiker die zugrunde liegende gute Absicht, Sie vor irgendetwas zu schützen. Fragen Sie sich, welcher positive Wunsch für Sie hinter seinen Urteilen steht.

➤ Erlaubnisse können auch ein gutes Gegenmittel sein, um Ihr inneres Klima zu entspannen. Das können Sätze sein, die das Gegenteil der oben genannten Botschaften beinhalten, wie: »Ich darf Fehler machen. Ich muss nicht von allen gemocht werden. Ich darf gut für mich sorgen. Ich darf mich entspannen. Ich darf mir etwas Gutes gönnen. Ich darf andere um Hilfe bitten. Ich schaffe es! Ich bin liebenswert! Ich nehme mich an, so wie ich bin.«

➤ Schreiben Sie die zwei Erlaubnissätze, die für Sie am wohltuendsten sind, auf Kärtchen. Platzieren Sie sie zu Hause oder in der Arbeit so, dass Sie ihnen oft begegnen. Sagen Sie sich diese hilfreichen Einstellungen im Stillen oder laut immer wieder vor. So werden Sie sie mit der Zeit verinnerlichen – und die kritische Stimme in Ihrem Kopf verliert an Kraft.

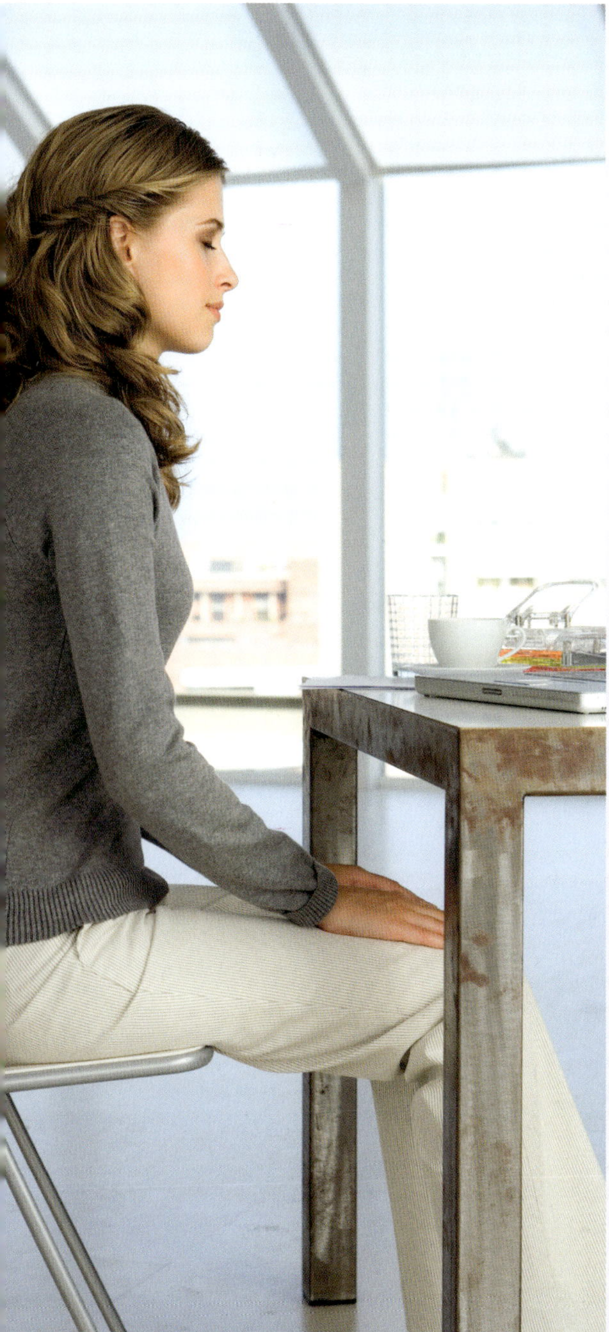

Achtsamkeit am Arbeitsplatz

Im Arbeitsleben liegen für viele Menschen die größten Herausforderungen des Alltags. Umso wichtiger ist es, dort achtsam zu sein.

➤ Konzentrieren Sie sich auf nur eine Sache! Vermeiden Sie Multitasking und entschließen Sie sich, Ihre Aufmerksamkeit voll und ganz der jeweiligen Tätigkeit zu widmen, egal, wie profan sie Ihnen auch erscheinen mag.

➤ Machen Sie Pausen, in denen Sie sich wirklich regenerieren? Natürlicherweise pendelt unser Organismus zwischen Phasen von Aktivität und Ruhe. Wenn Sie eine Katze oder einen Hund beobachten, können Sie diese Zyklen deutlich erkennen. Beim Menschen sinken gerade am frühen Nachmittag die für Wachheit zuständigen Hormone ab. Um diese Zeit zu ruhen oder langsamer zu werden ist also eine ganz natürliche Regung. Akzeptieren Sie die Tatsache, dass Sie Erholungspausen brauchen. Bemerken Sie Ihr Bedürfnis nach Ruhe, und erforschen Sie verschiedene Strategien, um dem gerecht zu werden. Gönnen Sie sich

Auch im Trubel des Alltags können Sie für ein paar Atemzüge Ihre Mitte finden.

mindestens einmal am Tag eine echte Pause. Verlassen Sie außerdem während der Mittagspause Ihren Arbeitsplatz, um zu essen, bewegen Sie sich an der frischen Luft, nehmen Sie sich eine kurze Zeit, um für sich zu sein. Sie werden sehen, dass Sie nach einer solchen wertigen Pause auch wieder leistungsfähiger sind.

➤ Einen Gang zur Toilette kann Ihnen niemand verwehren. Nutzen Sie diese alltägliche Gelegenheit für eine kleine Gehmeditation im Minus-10%-Modus. Ihr Zielort ist ein (fast) perfekter Übungsraum: Sie sind dort ganz für sich und keiner wird Sie stören, wenn Sie ein paar Minuten verweilen. Machen Sie eine »Atempause« (Seite 60) oder eine kurze Körperübung im Stehen (Seite 29 bis 31). Es kann erfrischend sein, sich im Anschluss das Gesicht oder die Unterarme zu waschen.

➤ Auf Ihre körperlichen Bedürfnisse zu achten ist wichtig, um die Verbindung von Körper und Geist wiederherzustellen. Geben Sie insbesondere Ihren Grundbedürfnissen wie Hunger, Durst oder dem Drang, zur Toilette zu gehen, ein hohe Priorität.
»Tue deinem Leib Gutes, damit deine Seele Lust hat, darin zu wohnen«, empfahl die Mystikerin Teresa von Avila (1515–1582).

➤ Andauernde Spannungen und Konflikte mit dem Chef oder Kollegen können eine starke Belastung für die körperlich-seelische Gesundheit darstellen. Scheuen Sie sich nicht, in einer solchen Situation die professionelle Hilfe eines Coachs oder Mediators in Anspruch zu nehmen.

Achtsam mit Emotionen umgehen

Emotionen (lat. e = heraus, motio = Bewegung) sind wertvolle, lebensfördernde Hinweise unseres Organismus. Es lohnt sich, ihnen Aufmerksamkeit zu schenken.
Achtsam mit Emotionen umzugehen bedeutet, sich weder von einem Gefühl überschwemmen zu lassen und gleich darauf zu reagieren, noch es zu verdrängen. Stattdessen bemerken Sie die Emotion achtsam aus der Perspektive des inneren Beobachters.

➤ Gedanken und Gefühle verstärken sich gegenseitig. Wenn Sie zum Beispiel Ihre Wut mit wütenden Gedanken füttern, ist das so, als würden Sie eine Sektflasche kräftig schütteln. Der Druck in der Flasche wird immer größer, und wenn Sie sie öffnen, kommt es zu einer explosionsartigen Entladung. Wenn Sie diese Flasche hingegen stehen lassen und abwarten, so wird sich der Druck wieder normalisieren. Versuchen Sie, jene Gedanken, die die Emotion verstärken, zu erkennen und loszulassen. Nehmen Sie drei tiefe, bewusste Atemzüge, bevor Sie irgendetwas sagen oder sich zum Handeln entschließen.

➤ Ihre Gedanken und Gefühle in einem Tagebuch aufzuschreiben, insbesondere in schwierigen Lebensphasen, ist förderlich für die positive Verarbeitung von Emotionen und damit auch für Ihre Gesundheit. Das konnte in wissenschaftlichen Untersuchungen eindeutig nachgewiesen werden.

Kleines Experiment

Wenn Sie möchten, nehmen Sie sich nun drei bis fünf Minuten Zeit und lassen eine Situation vor Ihrem inneren Auge entstehen, in der Sie eine wohlbekannte Emotion hatten. Erforschen Sie sie mithilfe der folgenden Anregungen:

➤ Jede Emotion geht mit bestimmten Spannungsmustern im Körper und einer veränderten Atmung einher. Spüren Sie Anspannung, Schwere, Enge, Weite oder Leichtigkeit in Bauch, Brustkorb und Hals, wenn das Gefühl präsent ist? Ist der Atem regelmäßig, langsam, schnell, tief, flach, fließend oder angehalten? Sie können diese Muster versuchsweise noch etwas verstärken, um sie deutlicher zu spüren.

➤ Es ist ein wichtiger Schritt, sich zu vergegenwärtigen, dass Sie größer sind als Ihre Emotion und dass diese nur ein Teil von Ihnen ist. Wie fühlt es sich an, wenn Sie die Emotion zwar spüren, aber sich nicht mit ihr identifizieren? Probieren Sie aus, anstatt »meine Angst«, »meine Wut«, »meine Trauer« zu sagen: »Da ist Angst/Wut/Trauer« oder »Ein Teil von mir ist ängstlich/wütend/traurig«. Wie erleben Sie den Unterschied?

➤ Was täte Ihnen gut, wenn diese Emotion da ist? Versuchen Sie zu benennen, welches unerfüllte Bedürfnis hinter der Emotion liegt.

➤ Vielleicht wollen Sie sich Notizen zu Ihren Erfahrungen mit dieser Übung machen.

➤ Erforschen Sie noch andere Emotionen mit dieser Übung.

➤ Körperübungen wie »Die zweite Dusche« (Seite 29) oder »Die Gazelle« (Seite 30) sind höchst wirksam, um sich aus schwierigen Emotionen zu lösen. Schütteln oder streichen Sie also zum Abschluss die Spannungen gründlich aus Ihrem Körper hinaus!

»SPIRITUAL BYPASSING«

In unserer Gesellschaft – und auch in manchen Meditationsrichtungen – ist es nicht gut angesehen, sogenannte »negative Emotionen« wie Trauer, Angst oder Wut zu haben oder gar zu zeigen. Freude, Liebe, Mitgefühl wird eine höhere Wertigkeit zugesprochen. Schwierige Emotionen fühlen sich zudem meist – auch körperlich – zunächst einmal unangenehm, drückend oder beengend an. Aus diesen Gründen sind wir geneigt, unangenehme Emotionen zu verdrängen und somit nicht mehr wahrzunehmen. Sie wirken jedoch im Unterbewussten weiter und finden schließlich andere Kanäle, um sich auszudrücken: in Form von Zwängen, irrationalen Ängsten oder körperlichen Erkrankungen. Meditation kann bei manchen Menschen die Tendenz fördern, bestimmten Gefühlen auszuweichen. Das ist nicht im Sinne der Achtsamkeit, die einfach wahrnimmt, was ist. Achtsam zu sein bedeutet, allen Gefühlen in einer Haltung des Annehmens zu begegnen. Erst durch die Auseinandersetzung mit unseren Schattenseiten und schwierigen Emotionen können wir integrierte Persönlichkeiten werden und einen Weg zu echter Freude und tiefem Mitgefühl finden. Übungen wie das Päckchenpacken oder eine psychotherapeutische Begleitung können dabei hilfreich sein.

ACHTSAME KOMMUNIKATION

Achtsam zu kommunizieren, heißt nicht nur, sich selbst gut wahrzunehmen, sondern sich auch in das Gegenüber einzufühlen und bereit zu sein, die Welt mit dessen Augen zu sehen. Es bedeutet, offen zu sein für eine echte Begegnung. Diese kann nur stattfinden, wenn wir tatsächlich präsent sind. Wenn Sie achtsam kommunizieren, lassen sich Konflikte leichter klären und die Qualität Ihrer Beziehungen kann sich spürbar verbessern.

Die Kunst des Zuhörens

Sie können jedes Gespräch als Achtsamkeitsübung nutzen. Die Praxis des bewussten Zuhörens ist eine wunderbare Übung, im Hier und Jetzt zu sein. Zugleich schenken Sie auch Ihrem Gegenüber etwas äußerst Wertvolles: Ihre Aufmerksamkeit.

➤ Den anderen achtsam wahrzunehmen bedeutet nicht, sich in ihm zu verlieren. Im Gegenteil, in der Focusing-Methode (Seite 34) wird betont, dass der Zuhörer sich selbst 50 Prozent seiner Aufmerksamkeit schenken sollte. Halten Sie auch als Zuhörer Kontakt zu Ihrem Atem, lehnen Sie sich ein wenig zurück und sorgen Sie dafür, dass Sie sich in der Situation wohlfühlen!

➤ Manchmal sind wir so mit eigenen Dingen beschäftigt, dass es schwierig ist, sich für den anderen zu öffnen. Sie können in der Situation ein Mini-»Päckchenpacken« machen und Ihr Thema für diesen Moment bewusst zur Seite stellen.

➤ Sprechen Sie Störungen offen an: Falls Sie zum Beispiel beginnen zu frieren, können Sie nicht ganz offen sein für die Welt des anderen. Achten Sie gut auf Ihre Bedürfnisse.

➤ Üben Sie »aktives Zuhören«: Geben Sie Ihrem Gegenüber zu verstehen, dass Sie ihm folgen. Das kann durch ein Kopfnicken geschehen oder durch ein eingestreutes »Aha«, »Mhm«, »Ich verstehe« oder Ähnliches. Fassen Sie gelegentlich das zusammen, was Sie gerade gehört haben. Wenn Sie sich nur auf die wichtigsten Aussagen Ihres Gegenübers beschränken, können Sie fünf bis zehn Sätze in einem Satz zusammenfassen.

➤ Stellen Sie wertvolle Fragen, die Ihrem Gegenüber helfen, Klarheit zu finden: Was war für dich das Wichtigste/Schwierigste/Schönste daran? Was berührt dich daran am meisten? Was ist für dich der Kern der Sache?

➤ Lauschen Sie auch den Gefühlen und Bedürfnissen hinter dem, was gesagt wird.

➤ Lassen Sie Momente der Stille zu.

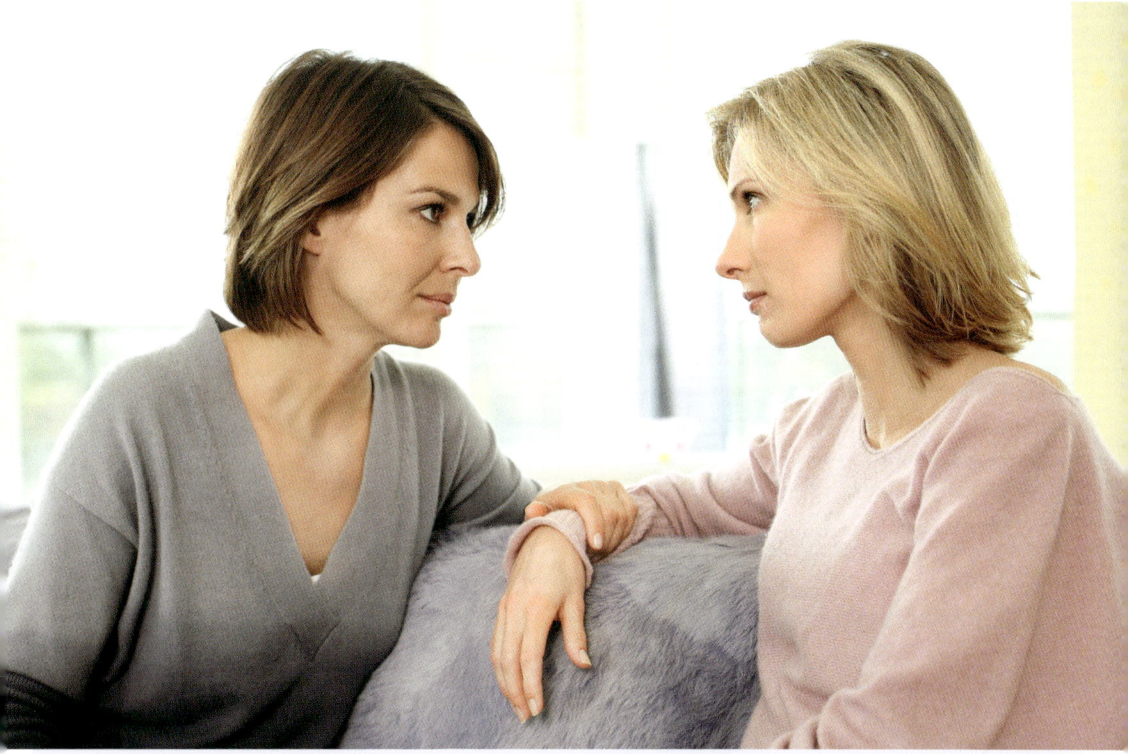

Achtsam zuzuhören und zu sprechen kann Ihre Beziehungen bereichern und helfen, Schwierigkeiten zu klären.

Achtsam sprechen

Alles, was wir sagen oder tun, geschieht, um bestimmte Bedürfnisse zu erfüllen, sagt Dr. Marshall B. Rosenberg, Psychologe, Mediator und Begründer der Methode »Gewaltfreie Kommunikation«. Jedes Bedürfnis ist an sich gut und wertvoll, da es einen lebensfördernden Impuls darstellt. Bedürfnisse wahrzunehmen hat nichts mit Egoismus zu tun, sondern es bedeutet, mit der eigenen Lebendigkeit verbunden zu sein. Manche Bedürfnisse können wir selbst stillen, bei anderen sind wir auf unsere Mitmenschen angewiesen. Wenn Sie Verantwortung für Ihre Bedürfnisse übernehmen und gegebenenfalls konkret um deren Erfüllung bitten, steigt die Chance, dass Sie in Ihren Beziehungen tatsächlich das erhalten, was Sie nährt. Manchmal braucht es Mut und eine gewisse Überwindung, mit Offenheit über sich selbst zu sprechen, aber es lohnt sich: Sie können viel gewinnen!

Hier eine kurze Liste typischer Bedürfnisse: Wertschätzung, Verlässlichkeit, Sicherheit, Geborgenheit, Respekt, Gemeinschaft, Unabhängigkeit, Ruhe, Ordnung, verstanden werden, angenommen werden, körperliches Wohlbefinden, Nähe, Sexualität, Nahrung ...

➤ Für die Erfüllung jedes Bedürfnisses (etwa Entspannung) existieren übrigens verschiedene Strategien (wie Schlafen, Meditieren, Lesen, Spazierengehen, ein Bad nehmen…). Je mehr Strategien Ihnen zur Verfügung stehen, desto flexibler und fähiger werden Sie, wenn es darum geht, gut für sich zu sorgen.

➤ Vermeiden Sie, Ihre eigenen Erfahrungen und Wünsche hinter dem Wort »man« zu verstecken. Senden Sie »Ich-Botschaften« und übernehmen Sie Verantwortung für Ihre eigene Wahrnehmung, für Ihre Gefühle und Bedürfnisse. Jedes Mal, wenn Sie dem anderen einen Vorwurf machen, drängen Sie ihn in eine Verteidigungshaltung und senken die Wahrscheinlichkeit, mit dem, was Ihnen wichtig ist, gehört zu werden.

➤ Anstatt wertende oder urteilende Worte zu verwenden, stellen Sie Ihren eigenen Bezug zu einer Sache dar (zum Beispiel nicht: »X ist schlecht«, sondern: »Für mich war x nicht hilfreich«).

➤ Interpretieren oder verallgemeinern Sie das Verhalten des anderen nicht, sondern beziehen Sie sich auf konkrete, beobachtbare Vorgänge (statt: »Immer bist du zu faul, den Müll runterzubringen«, besser: »Gestern hast du den Müll nicht runtergebracht«).

➤ Wie geht es Ihnen, wenn jemand Sie zu beruhigen versucht, bewertet und moralisiert, Ihnen ungefragt Ratschläge gibt oder das von Ihnen Gesagte gleich mit einer eigenen Geschichte pariert? Viele Gespräche werden durch »hemmendes Kommunikationsverhalten« unbefriedigend und flach, wir fühlen, dass wir nicht wirklich gehört werden. Beobachten Sie Ihr Gesprächsverhalten daraufhin und lassen Sie entsprechende Impulse los.

➤ Gerade in Situationen der Aufregung halten Sie kurz inne, um wahrzunehmen, wie es Ihnen geht. Bemerken Sie Emotionen und Gedanken – und fühlen Sie den Atem.

➤ Spüren Sie, wann es Zeit ist, das Gespräch zu beenden.

Bewusster Umgang mit Telefon und E-Mail

Im beruflichen wie im privaten Alltag vieler Menschen spielt Kommunikation eine wichtige Rolle. Durch Handy und E-Mail hat die Geschwindigkeit des Informationsaustauschs deutlich zugenommen. Mit diesen Kommunikationsmitteln bewusst umzugehen kann helfen, Spannung aus vielen Situationen des Alltags zu nehmen.

➤ Es kann sehr störend für die Konzentration sein, wenn Sie in Ihren Arbeitsabläufen häufig durch das Eingehen von E-Mails unterbrochen werden. Schalten Sie Signale für eingehende Nachrichten aus, und nehmen Sie sich ein- oder zweimal am Tag gezielt Zeit, um Ihre Mails zu lesen und zu beantworten. Wenn Sie die Leute, die mit Ihnen kommunizieren, über diesen Rhythmus informieren, kann Ihnen das den Freiraum geben, sich in der restlichen Zeit auf andere Aufgaben zu konzentrieren.

➤ Wenn Sie während des Telefonierens ein Anklopfzeichen erhalten, kann das ablenkend sein und Sie unter Druck setzen, den neuen Anruf auch noch entgegenzunehmen. Schalten Sie diese Funktion an Ihrem Telefon ab. Dann können Sie Ihre Aufmerksamkeit voll Ihrem Gesprächspartner widmen.

➤ Sehr gut hat sich auch die »Telefonmeditation« bewährt: Hasten Sie nicht gleich zum Hörer, sondern lassen Sie das Telefon dreimal klingeln, bevor Sie abheben. Nutzen Sie die so gewonnene Zeit, um das bewusst zur Seite zu legen, womit Sie gerade beschäftigt waren. Dann nehmen Sie für ein paar Momente Kontakt zu Ihrem Atem auf. Können Sie ein inneres Lächeln entstehen lassen? Bemerken Sie, wie Ihre gesammelte und freundliche Art, den Anrufer zu empfangen, den Verlauf des Gesprächs beeinflusst.

➤ Üben Sie sich einmal in der Woche oder im Monat an einem arbeitsfreien Tag im »Medienfasten«: Verzichten Sie darauf, Fernseher, Radio, Computer und Handy einzuschalten. Widmen Sie die gewonnene Zeit den Menschen und Aktivitäten, die Sie nähren. Verbringen Sie eine angenehme Zeit mit sich selbst, mit Ihrer Familie oder mit Freunden. Planen Sie nicht zu viel für diesen Tag, sondern gönnen Sie sich bewusst auch ganz faule Stunden des Müßiggangs.

DAS GANZE LEBEN ACHTSAM GESTALTEN

Oftmals gewöhnen wir uns so an Situationen und Zustände in unserem Leben, dass wir sie nicht mehr hinterfragen oder sie gar als unveränderlich ansehen. Achtsam zu leben bedeutet auch, sich bewusst zu entscheiden, wie Sie mit Ihren begrenzten Ressourcen von Kraft und Zeit umgehen, und Prioritäten zu setzen.

➤ Es kann sehr aufschlussreich sein, zu den folgenden Punkten eine Liste zu erstellen:

- Machen Sie sich bewusst, welche geistige und körperliche Nahrung Ihr Wohlbefinden unterstützt und Ihre Zufriedenheit steigert.
- Wie viel Ihrer Zeit investieren Sie täglich in Aktivitäten und Beziehungen, die Ihnen Kraft geben?
- Welche Zeitfresser gibt es in Ihrem Alltag? Welche Situationen und Aktivitäten hinterlassen Sie mit einem schalen Gefühl?

➤ Wenn Sie im Zweifel sind, ob Ihnen etwas guttut oder nicht, bemerken Sie, wie Ihr Körper auf eine Situation reagiert.

➤ Üben Sie Achtsamkeit in möglichst vielen Lebensbereichen und nutzen Sie die »Werkzeuge« und Anregungen aus diesem Buch.

➤ Planen Sie jeden Tag Zeiten ein für etwas, das Sie nährt und das Ihnen Freude bereitet.

➤ Verbringen Sie Zeit mit Menschen, in deren Gegenwart Sie natürlich sein können und sich wirklich wohlfühlen. Investieren Sie vermehrt in Beziehungen, in denen ein beidseitiges Geben und Nehmen stattfindet.

ACHTSAMKEITSTRAINING: ÜBUNGSPLAN

WOCHE	KOMPAKTES PROGRAMM 15–25 MINUTEN	AUSFÜHRLICHES PROGRAMM 30–40 MINUTEN
1	• Bodyscan (16 Minuten; S. 24) • Einen Bissen achtsam essen (S. 59)	• Alle Bewegungsübungen und Bodyscan (35 Minuten; S. 28 ff., 24) • Zwei Bissen achtsam essen (S. 59)
2	• Zweite Dusche und Bodyscan (22 Minuten; S. 29, 24) • Das innere Lächeln (S. 27) • Mit Gewohnheiten spielen (S. 58)	• Alle Bewegungsübungen und Bodyscan (35 Minuten; S. 28 ff., 24) • Das innere Lächeln (S. 27) • Mit Gewohnheiten spielen (S. 58)
3	• *Im Wechsel:* Krokodil und Bodyscan (20 Minuten; S. 32, 24) *oder* Gazelle und Sitzmeditation Teil 1 (11 Minuten; S. 30, 49) • Unterwegs achtsam sein (S. 58) • Eine Atempause pro Tag (S. 60)	• *Im Wechsel:* Bewegungsübungen und Bodyscan (35 Minuten; S. 28 ff., 24) *oder* Gehmeditation und Sitzmeditation Teil 1+2 (26 Minuten; S. 40, 49) • Unterwegs achtsam sein (S. 58) • Zwei Atempausen pro Tag (S. 60)
4	• *Im Wechsel:* Baum, Krokodil und Bodyscan (26 Minuten; S. 31, 32, 24) *oder* Gehmeditation und Sitzmeditation Teil 1 (17 Minuten; S. 40, 49) • Die eigenen Stressmuster verstehen (S. 62) • Innehalten in einer Stresssituation (S. 62)	• *Im Wechsel:* Alle Bewegungsübungen und Bodyscan (35 Minuten) *oder* Gehmeditation und Sitzmeditation Teil 1+2 (26 Minuten; S. 40, 49) • Die eigenen Stressmuster verstehen (S. 62) • Innehalten (S. 62) • Eine kurze Gehmeditation im Alltag (Seite 42)

FÜR ACHT WOCHEN

WOCHE	KOMPAKTES PROGRAMM 15–25 MINUTEN	AUSFÜHRLICHES PROGRAMM 30–40 MINUTEN
5	• *Im Wechsel:* Gehmeditation *oder* Gazelle und Baum, *dann* Sitzen 1+2 (ca. 27 Minuten; S. 40, 30 f., 49) • Mit dem Blickwinkel spielen (S. 63) • Der »innere Kritiker« (S. 64) • Achtsamkeit am Arbeitsplatz (S. 65)	• *Im Wechsel:* Gehmeditation *oder* alle Bewegungsübungen, *dann* Sitzen 1+2 (27/36 Minuten; S. 40, 28 ff., 49) • Mit dem Blickwinkel spielen (S. 63) • Der »innere Kritiker« (S. 64) • Achtsamkeit am Arbeitsplatz (S. 65)
6	• *Im Wechsel:* Gehmeditation *oder* zwei Bewegungsübungen Ihrer Wahl, *dann* Sitzen 1+2 (ca. 27 Minuten; S. 40, 28 ff., 49) • Achtsam mit Emotionen umgehen (S. 66)	• *Im Wechsel:* Gehmeditation *oder* alle Bewegungsübungen, *dann* Sitzen 1+2 (27/36 Minuten; S. 40, 28 ff., 49) • Achtsam mit Emotionen umgehen (S. 66)
7	• Übungen Ihrer Wahl ohne CD (ca. 15 Minuten) • Achtsame Kommunikation (S. 68) • Ein halber Tag Medienfasten (S. 71)	• Übungen Ihrer Wahl ohne CD (ca. 30 Minuten) • Achtsame Kommunikation (S. 68) • Ein ganzer Tag Medienfasten (S. 71)
8	• Üben mit CD: Wählen Sie selbst die Übungen aus (15–25 Minuten) • Das ganze Leben achtsam gestalten (Kasten S. 71)	• Üben mit CD: Wählen Sie selbst die Übungen aus (30–45 Minuten) • Das ganze Leben achtsam gestalten (Kasten S. 71)

TIPPS FÜRS ÜBEN

Die beiden Übungspläne orientieren sich am Ablauf des MBSR-Programms und ermöglichen Ihnen, die wichtigsten Übungen und Themen in einer gut aufeinander abgestimmten Reihenfolge zu durchlaufen.

➤ Ich empfehle Ihnen, mit dem kompakten Programm zu beginnen. Falls Sie mehr Zeit investieren möchten oder schon Erfahrung mit der Achtsamkeitspraxis haben, können Sie sich am ausführlichen Programm orientieren, das dem zeitlichen Umfang des Originalformats näher ist.

➤ Üben Sie möglichst täglich. Wenn Sie es einrichten können, führen Sie die formelle Übungseinheit am Stück durch – am besten immer zu einem bestimmten Zeitpunkt (Seite 15 ff.).

➤ In der achten Woche besteht die Aufgabe darin, Ihr eigenes Achtsamkeitstraining mit den formelllen Übungen und den Alltagsübungen zusammenzustellen, die für Sie besonders hilfreich sind.

➤ Das Päckchenpacken ist nicht Bestandteil des MBSR-Programms und wird im Übungsplan nicht aufgeführt. Es handelt sich aber um eine wertvolle Übung, die sich in der Praxis sehr gut bewährt hat und die Sie am besten nach Bedarf anwenden. Es ist sinnvoll, sie mindestens dreimal während der acht Wochen auszuprobieren, um ein Gefühl dafür zu bekommen.

➤ Lesen Sie zu Beginn jeder Woche die Abschnitte zu den entsprechenden Themen im dritten Kapitel, und wählen Sie eine der dort vorgestellten Alltagsanwendungen für sich aus. Üben Sie diese einmal täglich, sofern es nicht anders angegeben ist.

➤ Es kann sehr erhellend sein, während der acht Wochen Ihre Erfahrungen zu den jeweiligen Themen und Übungen in einem Tagebuch zu notieren. Insbesondere bei den Themen Stress, Emotionen und Kommunikation ist das eine große Hilfe, um Ihre Verhaltensmuster genauer zu verstehen und sie verändern zu können.

Gefühle und Erfahrungen niederzuschreiben hilft, diese zu verarbeiten und mehr über sich zu lernen.

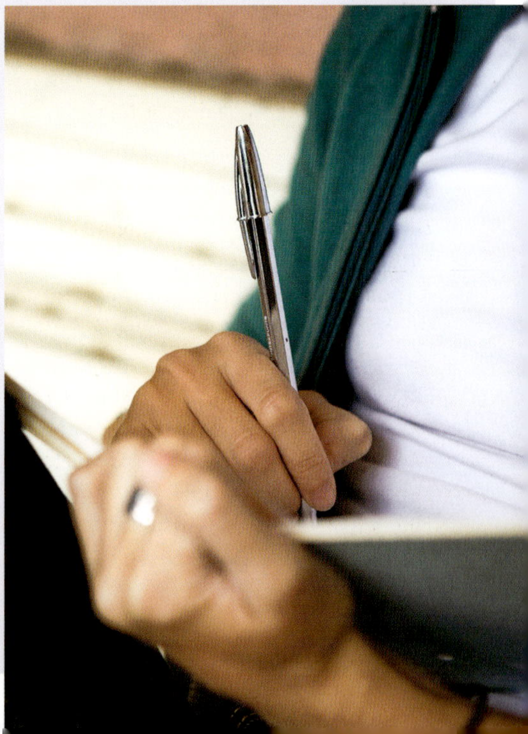

➤ Sie können das Programm aus diesem Buch auch mit einem Freund, einer Freundin oder mit Ihrem Partner zusammen machen. So können Sie sich gegenseitig bestärken, zu üben, und sich über Ihre Erfahrungen mit der Achtsamkeitspraxis austauschen.

WIE GEHT ES WEITER?

Wenn Ihnen die Übungen dieses Buchs gutgetan haben, fahren Sie einfach damit fort. Entscheiden Sie selbst, ob Sie sich noch an einem der Pläne orientieren wollen oder ob es für Sie stimmiger ist, die in der achten Woche gewählte Übungspraxis weiterzuführen.

➤ In Phasen, in denen Sie nur wenig Zeit erübrigen können oder sich bewusst keinem zusätzlichen Leistungsdruck aussetzen wollen, entscheiden Sie sich für das Miniprogramm: Üben Sie täglich einfach fünf Minuten Sitzmeditation und nicht mehr als das!

➤ Ich empfehle Ihnen, bei Gelegenheit einen achtwöchigen Kurs in MBSR zu besuchen, um die Anwendung der Methode von einem erfahrenen Lehrer zu erlernen. Auch die unterstützende und motivierende Wirkung der Gruppe ist dabei sehr hilfreich. Wenn Sie tiefer eintauchen möchten, nehmen Sie sich eine Auszeit und besuchen Sie einen mehrtägigen Achtsamkeitskurs. Auf Seite 78 finden Sie eine entsprechende Adressenliste.

Im besten Fall wird Sie die Achtsamkeitspraxis ein Leben lang begleiten. Denn je länger Sie dranbleiben, desto mehr wird die Achtsamkeit ihre klärende und heilsame Wirkung in vielen Bereichen Ihres Lebens entfalten können.

Weniger ist mehr!

Viele Menschen stecken sich auch beim Achtsamkeitstraining hohe Ziele, die schwer zu erreichen sind. Das ist so, als würde ein Ungeübter versuchen, 100-Kilogramm-Gewichte zu stemmen. Es ist sinnvoller, täglich mit »1-Kilogramm-Gewichten« – das heißt mit kurzen Übungseinheiten und leichten Alltagssituationen – zu trainieren und sich dann schrittweise zu steigern, wenn die Spannkraft Ihrer Achtsamkeit zunimmt. Mit der Zeit wird Ihr Vertrauen in die eigene Fähigkeit, herausfordernde Situationen zu meistern, wachsen und es wird Ihnen leichter fallen, auch größere »Gewichte« in Ihrem Leben achtsam zu stemmen.

Den Weg der Achtsamkeit gehen

Sie haben sich mit diesem Buch auf die Reise begeben, die Kunst des bewussten Lebens zu erlernen. Es ist Ihre ganz persönliche Reise, denn Sie sind die einzige Person, die Ihr Leben durch das Üben der Achtsamkeit in Richtung Klarheit und innere Gelassenheit lenken kann.
Ich wünsche Ihnen von Herzen, dass Sie – Schritt für Schritt und in Ihrem eigenen Tempo – den Weg der Achtsamkeit weitergehen und so Ihr Leben mit vielen kostbaren, bewusst erlebten Augenblicken bereichern.

Sach- und Übungsregister

Bücher und Adressen, die weiterhelfen

Bücher

Über MBSR und MBCT

Kabat-Zinn, Jon: **Gesund durch Meditation.** Knaur Tb. Verlag

Williams, Mark/Teasdale, John/Segal, Zindel V./Kabat-Zinn, Jon: **Der achtsame Weg durch die Depression.** Arbor Verlag

Mehr rund ums Thema

Bauer, Joachim: **Das Gedächtnis des Körpers. Wie Beziehungen und Lebensstile unsere Gene steuern.** Piper Verlag

Daiker, Ilona: **Gelassen wie ein Buddha** (Tischaufsteller). GRÄFE UND UNZER VERLAG

Engelbrecht, Sigrid: **Schalt die Welt auf Pause.** GRÄFE UND UNZER VERLAG

Henepola Gunaratana: **Die Praxis der Achtsamkeit. Eine Einführung in die Vipassana-Meditation.** Kristkeitz Verlag

Kersig, Susanne: **Entspannt und klar. Freiraum finden bei Stress und Belastung.** Goldmann Verlag/Arkana

Kornfield, Jack: **Frag den Buddha und geh den Weg des Herzens.** Ullstein Tb. Verlag

Mannschatz, Marie: **Mit Buddha zu innerer Balance.** GRÄFE UND UNZER VERLAG

Mannschatz, Marie: **Meditation. Mehr Klarheit und innere Ruhe.** GRÄFE UND UNZER VERLAG

Nyanaponika Mahathera: **Geistestraining durch Achtsamkeit.** Verlag Beyerlein & Steinschulte

Potreck-Rose, Friederike: **Von der Freude, den Selbstwert zu stärken.** Klett-Cotta Verlag

Schweppe, Ronald/Long, Aljoscha: **Gelassenheit für Anfänger.** GRÄFE UND UNZER VERLAG

Seeger, Norbert/Auer, Jochen: **Abnehmen durch Achtsamkeit.** GRÄFE UND UNZER VERLAG

Weiser-Cornell, Ann: **Focusing. Der Stimme des Körpers folgen.** Rowohlt Tb. Verlag

WICHTIGER HINWEIS

Die Inhalte des vorliegenden Ratgebers wurden sorgfältig recherchiert und haben sich in der Praxis bewährt. Alle Leserinnen und Leser sind jedoch aufgefordert, selbst zu entscheiden, ob und inwieweit sie Übungsanleitungen und Anregungen aus diesem Buch umsetzen wollen. Autor und Verlag übernehmen keine Haftung für die Resultate. Führen Sie alle Übungen immer im Rahmen Ihrer Beweglichkeit aus, erzwingen Sie nichts.

Adressen & Websites

Jan Thorsten Eßwein
Bahnhofstr. 34, D-82152 Planegg
www.experte-achtsamkeit.com
www.facebook.com/Achtsamkeitstraining

Infos und Adressen von MBSR-Kursen und -Lehrern:

MBSR Deutschland
Arbor Seminare gGmbH
Zechenweg 4
D-79111 Freiburg
www.mbsr-deutschland.de

MBSR-MBCT-Verband e. V.
Muthesiusstr. 6, D-12163 Berlin
www.mbsr-verband.org

MBSR-Institut Freiburg
Konradstr. 32
D-79100 Freiburg
www.mbsr-freiburg.de

Institut für Achtsamkeit
Kirchstr. 37, D-50181 Bedburg
www.institut-fuer-achtsamkeit.de
www.institute-for-mindfulness.org

MBSR-Verband Schweiz
Fluhmattweg 4
CH-6000 Luzern
www.mbsr-verband.ch

Center for Mindfulness
University of Massachusetts
Medical School
www.umassmed.edu

Impressum

Genehmigte Lizenzausgabe für Weltbild GmbH & Co. KG, Werner-von-Siemens-Str. 1, 86159 Augsburg

Projektleitung: Ilona Daiker
Lektorat & Satz: Felicitas Holdau
Bildredaktion: Daniela Jelinek
Layout:
independent Medien-Design, Horst Moser, München
Umschlaggestaltung:
Maria Seidel, atelier-seidel.de
Herstellung: Markus Plötz
Lithos: Repro Ludwig, Zell a. See
Druck und Bindung:
Typos, tiskařské závody, s.r.o., Plzeň

Printed in the EU.

978-3-8289-4425-1

2020 2019 2018
Die letzte Jahreszahl gibt die aktuelle Lizenzausgabe an.

Einkaufen im Internet:
www.weltbild.de

Bildnachweis

Fotoproduktion: Johannes Rodach, München
Weitere Abbildungen: Corbis: S. 63; Getty: S. 74; Jump: S. 65, 69; Manfred Witt: S. 7

CD

Autor und Sprecher: Jan Eßwein
Konzeption: Ilona Daiker, Gräfe und Unzer Verlag
Musik und Produktion: Bruce Werber/Claudia Fried, Rhythmusverlag

Syndication

www.seasons.agency

Dank

Ich möchte mich ganz herzlich bei folgenden Lehrern bedanken, von denen ich so vieles lernen durfte: Steve und Rosemary Weisman, Fred von Allmen, Sayadaw U Vivekananda, Dr. Johannes Wiltschko und Klaus Renn, Prof. Dr. Jon Kabat-Zinn, Adriana Pinto, Susannah Darling Kahn. Großer Dank gilt auch den Kollegen und Freunden, die mich bei der Entstehung dieses Buchs besonders unterstützt haben: Katrin Tom-Wiltschko, Andrea Huber, Dipl. Psych. Ute Wamper und die Focusing-Trainer-Ausbildungsgruppe 2009 im DAF.

Über den Autor

Jan Thorsten Eßwein
ist Unternehmer, Speaker und Deutschlands meistgelesener Autor zum Thema Achtsamkeit. Sein Anliegen ist es, Menschen zu befähigen ihr körperlich-geistiges Wohlbefinden zu steigern und so das Leben zu gestalten das sie sich wünschen. Dieses Ziel treibt ihn an – einerseits als Inhaber einer Privatpraxis für ganzheitliche Physiotherapie und Physiocoaching in Planegg bei München. Andererseits als professioneller Vortragsredner, der Jahr für Jahr tausende Menschen für einen achtsamen Lebensstil begeistert. Seit 1995 praktiziert er Achtsamkeitstraining, unter anderem in buddhistischen Meditationszentren und Klöstern in Europa und Asien. 2006 verbrachte er ein halbes Jahr im Schweigen im Rahmen eines intensiven Trainings in Achtsamkeitsmeditation im Panditarama Meditationszentrum, Nepal. Heute unterstützt er Unternehmen dabei, Achtsamkeit im Sinne der Resilienz und Führungskompetenz als Teil nachhaltigen Handelns zu implementieren.

Die Übungen

Es ist sinnvoll, vor einer stillen Übung immer erst eine bewegte zu machen (Bewegungsübungen oder Gehmeditation). Die Bewegung kann Ihnen helfen, Spannungen in Ihrem Körper auszugleichen und die »Ruhe zur Ruhe« zu finden. Wenn Sie noch keine Erfahrung mit der MBSR-Methode haben, orientieren Sie sich am besten zunächst an den Übungsplänen auf Seite 72/73, um dann mit der Zeit zu Ihrer eigenen Übungspraxis zu finden.

1. Der Bodyscan – im eigenen Körper zu Hause sein
   (Seite 22) 16:15 Minuten

Achtsame Bewegungsübungen – Vom Kopf in den Körper kommen
Gesamt 18:09 Minuten

2. Die zweite Dusche
   (Seite 29) 5:37 Minuten
3. Die Gazelle
   (Seite 30) 3:33 Minuten
4. Der Baum
   (Seite 31) 6:23 Minuten
5. Das Krokodil
   (Seite 32) 3:36 Minuten

6. Päckchenpacken – Abstand gewinnen
   (Seite 34) 9:02 Minuten
7. Die Gehmeditation – der Weg ist das Ziel
   (Seite 38) 8:42 Minuten

8. Die Sitzmeditation (Teil 1) – atmen im Hier und Jetzt
   (Seite 49) 7:02 Minuten

Abschließend ertönt eine Zimbel. Wenn Sie Anfänger sind oder nicht mehr Zeit haben, können Sie die Sitzmeditation jetzt beenden. Sind Sie fortgeschritten und haben mehr Zeit, können Sie übergangslos mit Track 9 weitermeditieren.

9. Die Sitzmeditation (Teil 2) – Körperempfindungen spüren; das Gewahrsein auf den ganzen Körper ausdehnen
   (Seite 50) 10:09 Minuten